U0257032

危重患者皮肤及伤口护理
实用手册

主　审　储爱琴　陈　霞

主　编　姚秀英

副主编　朱守俊　姚　红　王　菁

编写人员（以姓氏笔画为序）

丁　娟	王　菁	王倩倩	石菊芳	叶彩虹
刘　丽	朱守俊	朱家善	危志娟	孙雪琴
李　芹	李　扬	汪　琳	於　琴	范小宁
姚　红	姚秀英	胡　静	钟先进	陶　艳
陶训功	徐　栩	郭婷婷	董　雯	储友群
熊中辉				

中国科学技术大学出版社

内 容 简 介

本书是一本融合了危重患者的皮肤管理、伤口管理和新型伤口治疗技术等内容的实用工具书，阐述了危重患者伤口皮肤病理生理特点，对常见重症皮肤问题（包括感染、药疹、皮炎等）进行细化梳理，重点对危重患者各类伤口（包括理化因素所致伤口、压力性损伤和其他常见慢性伤口等）及其护理问题进行分析与论述。此外，本书详细介绍了伤口评估、伤口换药、伤口清创、伤口治疗的理论知识与操作方法，并附有伤口管理的最新指南和相关共识。

本书可供各科临床护理人员学习使用，也可供相关专业和科研人员参考。

图书在版编目(CIP)数据

危重患者皮肤及伤口护理实用手册/姚秀英主编. —合肥：中国科学技术大学出版社，2022.4

ISBN 978-7-312-05386-3

Ⅰ. 危… Ⅱ. 姚… Ⅲ. 险症—创伤外科学—护理学—手册 Ⅳ. R473.6-62

中国版本图书馆 CIP 数据核字(2022)第 055387 号

危重患者皮肤及伤口护理实用手册

WEI-ZHONG HUANZHE PIFU JI SHANGKOU HULI SHIYONG SHOUCE

出版	中国科学技术大学出版社
	安徽省合肥市金寨路 96 号,230026
	http://press. ustc. edu. cn
	https://zgkxjsdxcbs. tmall. com
印刷	安徽国文彩印有限公司
发行	中国科学技术大学出版社
开本	787 mm×1092 mm　1/16
印张	11
字数	278 千
版次	2022 年 4 月第 1 版
印次	2022 年 4 月第 1 次印刷
定价	50.00 元

序 言

自从我国的伤口造口专科护理事业起步以来,我国很多优秀的国际造口师及专科护士结合自己丰富的临床经验及实践,编著了大量有关伤口专科护理的书籍,但涉及危重患者皮肤护理方面的书籍寥寥无几。

本书的编者为既具有坚实理论基础又拥有丰富的伤口治疗和重症护理实践经验的ICU专家及伤口专科护士。他们在治疗和护理患者时收集整理了很多优秀的护理案例,并结合大量文献资料,经过一年多的努力,编写了这本《危重患者皮肤及伤口护理实用手册》。

今年年初,我有幸与编者共同学习并相识,应编者之邀为本书作序。阅读书稿后,深感本书内容丰富,涵盖了ICU中或危重患者各类常见的皮肤变化、伤口类型、特殊疾病相关皮肤护理问题和伤口治疗的新技术新方法等。各种新的治疗技术、方法、药物和材料的应用,对缩短创面愈合时间、提高愈合质量和减少患者医疗负担起到重要的作用。

本书图文并茂,编者所汇集的各类优秀护理案例,辅以图表、流程梳理等内容,为护理工作者开展临床实践工作提供了规范和指导。希望本书对读者,尤其是护理危重患者的护士们,在临床工作中对于如何准确辨识伤口皮肤的类型、分级、原因以及制定精准个体化的护理治疗方案等方面有很好的借鉴意义。

洪 涛

2022年2月16日

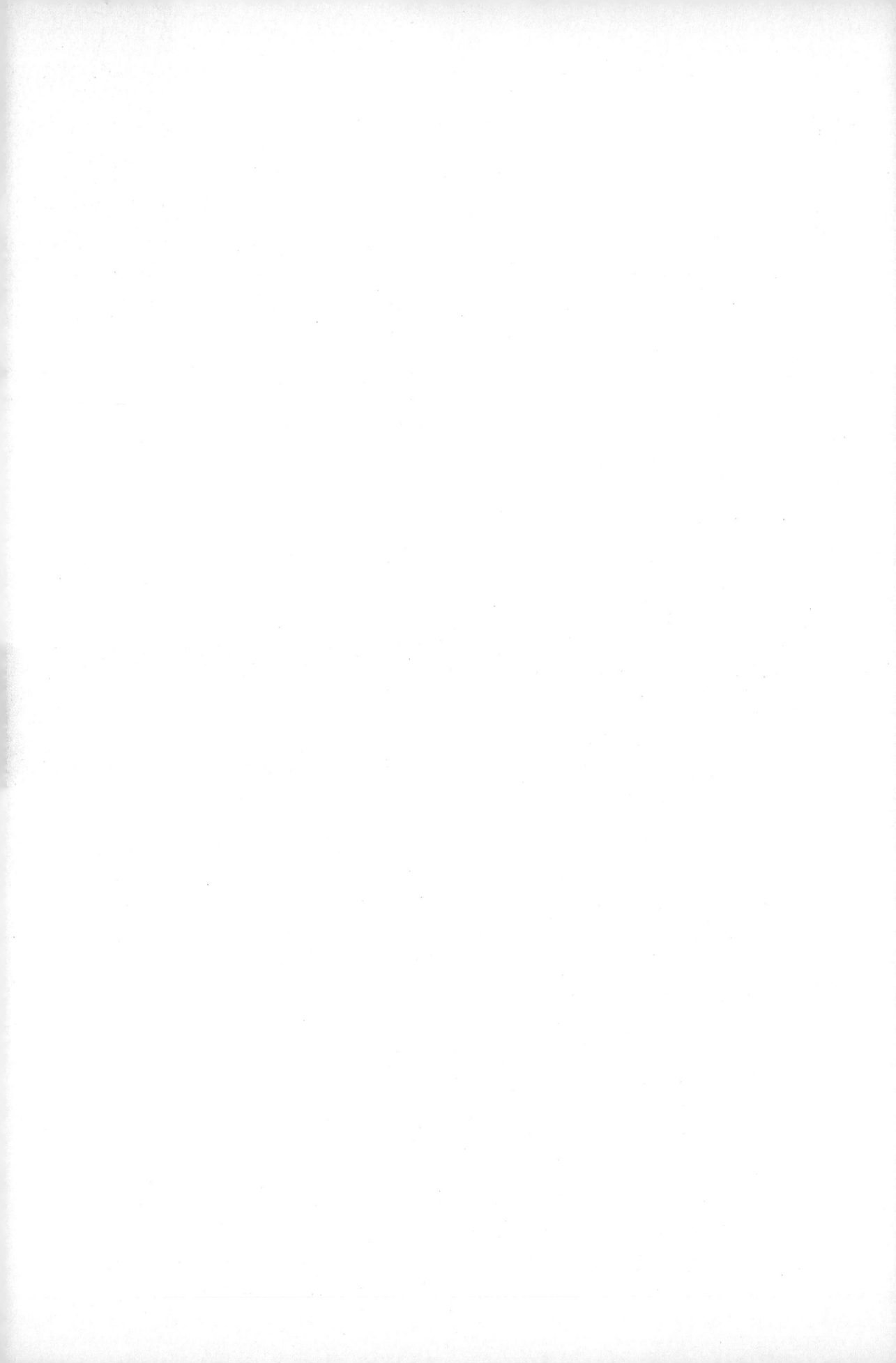

目　录

V

第一章

皮肤概述与危重患者皮肤状况

第一节　皮肤的解剖与生理

一、概述

皮肤（skin）覆盖于人体表面，是人体最大的器官，总重量约占个体体重的 16％，成年人皮肤的总面积约为 1.5 m²，新生儿为 0.21 m²。皮肤的厚度与患者的人种、年龄、性别、皮肤的部位相关。皮肤由表皮、真皮和皮下组织构成。皮肤中尚有由表皮衍化而来的附属器官如毛发、指（趾）甲、皮脂腺、汗腺等（图 1.1）。

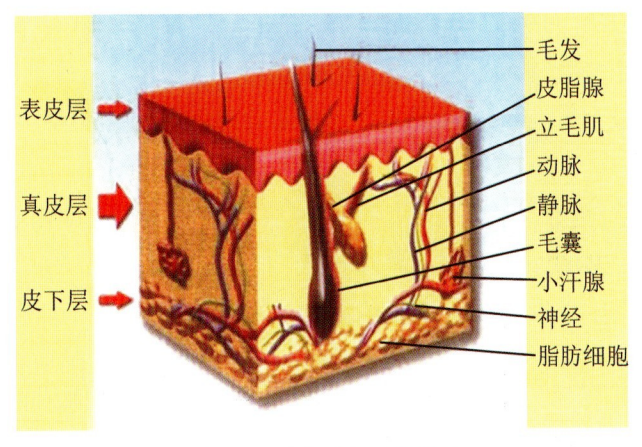

图 1.1　人体皮肤附属器官

二、表皮

表皮（epidermis）在组织学上属于复层鳞状上皮，自底层向上依次为基底层、有棘层、颗粒层、透明层、角质层（图 1.2）。表皮主要由角质形成细胞、黑素细胞、朗格汉斯细胞和梅克尔细胞等构成。角质形成细胞间及其与真皮间的连接结构是：桥粒、半桥粒、基底膜带。桥粒的破坏可引起角质形成细胞之间的分离，临床上表现为表皮内水疱或大疱。基底膜带结构的异常会导致表皮与真皮分离，表现为表皮下水疱或大疱。

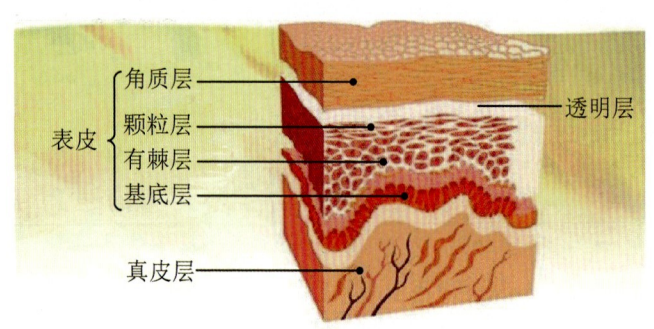

图1.2 人体皮肤的表皮层结构

三、真皮

真皮(dermis)位于表皮下,由中胚层分化而来,由浅至深可分为乳头层(papillary layer)和网状层(reticular layer),但两层之间并无明确界限(图1.3)。乳头层为凸向表皮底部的乳头状隆起,与表皮突呈犬牙交错样相接,内含丰富的毛细血管和毛细淋巴管,还有游离神经末梢和囊状神经小体;网状层较厚,位于乳头层下方,有较大的血管、淋巴管、神经穿行。真皮细胞主要有成纤维细胞、肥大细胞、巨噬细胞、朗格汉斯细胞和噬色素细胞等,还有少量淋巴细胞,其中成纤维细胞和肥大细胞是真皮结缔组织中主要的常驻细胞。真皮在组织学上属于不规则的致密结缔组织,由纤维、基质和细胞成分组成,其中以纤维成分为主,纤维之间有少量基质和细胞成分。胶原纤维、弹力纤维和基质都由成纤维细胞产生。

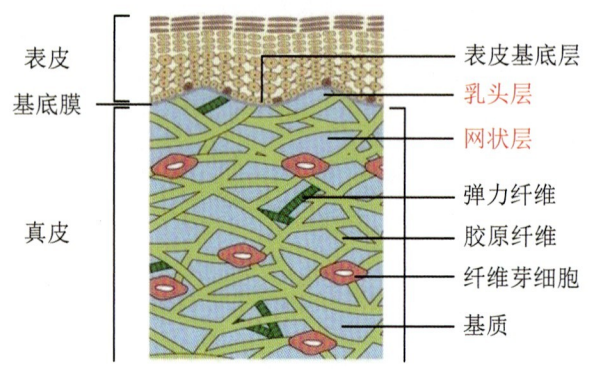

图1.3 人体皮肤的真皮层结构

四、皮下组织

皮下组织(subcutaneous tissue)位于真皮下方,其下与肌膜等组织相连,由疏松结缔组织及脂肪小叶组成,又称皮下脂肪层。皮下组织含有血管、淋巴管、神经、汗腺等(图1.4)。皮下组织的厚度随部位、性别及营养状况的不同而有所差异。

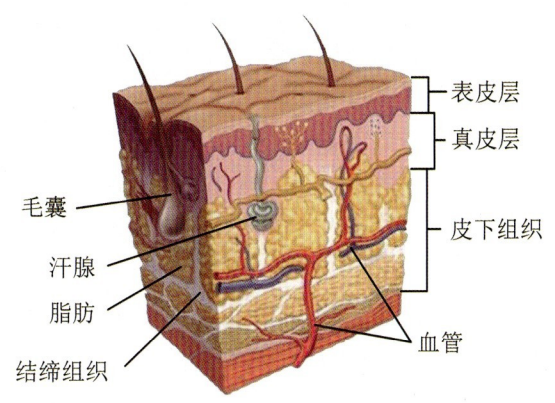

图 1.4 人体皮肤的皮下组织结构

五、皮肤的生理功能

皮肤覆盖于人体表面,对维持体内环境稳定十分重要,具有屏障、吸收、感觉、分泌及排泄、体温调节、物质代谢、酸碱中和等多种功能。

(一)屏障功能

皮肤可以保护体内各种器官和组织免受外界有害因素的损伤,也可以防止体内水分、电解质及营养物质的丢失。

1. 对物理性损伤的防护

皮肤对机械性损伤(如摩擦、挤压、牵拉以及冲撞等)有较好的防护作用。角质层是主要的防护结构;真皮内的胶原纤维、弹力纤维和网状纤维交织成网状,使皮肤具有一定的弹性和伸展性;皮下脂肪层对外力具有缓冲作用,使皮肤具有一定的抗挤压、牵拉及对抗冲撞的能力。皮肤通过对光线的吸收,促进黑素的产生,起到光防护作用。皮肤对电损伤的防护主要由角质层完成,且与角质层的含水量少有关。

2. 对化学性刺激的防护

角质层是皮肤防护化学性刺激最主要的结构。正常皮肤偏酸性,头部、前额和腹股沟皮肤偏碱性,均有一定的缓冲作用。

3. 对微生物的防御

角质层细胞排列致密,其他层角质形成细胞间也通过桥粒结构相互镶嵌排列,能机械性地防御微生物的侵入;角质层含水量较少以及皮肤表面弱酸性环境,均不利于某些微生物生长繁殖;角质形成细胞产生的抗微生物肽具有广谱抑菌作用;角质层生理性脱落,可清除一些寄居于体表的微生物。当表皮完整时,皮肤表面的共生菌不致病;当表皮破损后,体表微生物进入真皮,被免疫细胞识别,可诱发炎症。

4. 防止营养物质的丢失

正常皮肤的角质层具有半透膜功能,可防止体内营养物质、电解质和水分的丢失。正常

3

情况下,成人每天经皮肤丢失的水分为 240—480 mL(不显性出汗),但如果角质层全部丧失,每天经皮肤丢失的水分将增加 10 倍以上。

(二) 吸收功能

皮肤具有吸收功能,经皮吸收是皮肤外用药物治疗的基础。角质层是经皮吸收的主要途径,其次是毛囊、皮脂腺、汗腺。皮肤的吸收功能可受多种因素影响。皮肤的吸收能力与角质层的厚度、完整性及通透性有关,一般而言各处皮肤的吸收能力排列如下:阴囊>前额>大腿屈侧>上臂屈侧>前臂>掌跖。当角质层遭到破坏时,皮肤吸收能力将增强,此时应注意避免因药物过量吸收而引起的不良反应。角质层的水合程度越高,皮肤的吸收能力就越强。完整皮肤只能吸收少量水分和微量气体,水溶性物质不易被吸收,而脂溶性物质则相对容易被吸收,主要吸收途径为毛囊和皮脂腺,吸收强弱顺序为:羊毛脂>凡士林>植物油>液状石蜡。此外,皮肤还能吸收多种重金属(如汞、铅、砷、铜等)及其盐类。环境温度升高可使皮肤血管扩张、血流速度增加,加快已进入组织内的物质弥散,从而使皮肤吸收能力提高。而当环境湿度增大时,角质层水合程度将增加,皮肤吸收能力也将增强。皮肤充血、损伤均会影响皮肤的吸收能力。

(三) 感觉功能

皮肤与外界直接接触,皮肤内分布着很多感受器。皮肤的感觉可以分为两类:一类是单一感觉,皮肤中感觉神经末梢和特殊感受器感受体内外的单一性刺激,转换成一定的动作电位沿神经纤维传入中枢,产生不同性质的感觉,如触觉、痛觉、压觉、冷觉和温觉;另一类是复合感觉,由大脑综合分析形成感觉,如湿、硬、软、粗糙、光滑等。此外皮肤还有形体觉、两点辨别觉和定位觉等。痒觉又称瘙痒,属于皮肤黏膜的一种特有感觉,其产生机制尚不清楚。

(四) 分泌及排泄功能

皮肤的分泌和排泄主要通过小汗腺、顶泌汗腺和皮脂腺完成。小汗腺的分泌和排泄受体内外温度、精神因素和饮食的影响。正常情况下小汗腺分泌的汗液无色透明,呈酸性(pH为 4.5—5.5),大量出汗时汗液碱性增强(pH 为 7.0 左右)。汗液中水分占 99%,其他成分仅占 1%,后者包括无机离子、乳酸、尿素等。小汗腺的分泌对维持体内电解质平衡非常重要。青春期顶泌汗腺分泌旺盛,情绪激动和环境温度增高时,其分泌也增加。顶泌汗腺所分泌的汗液是一种无味液体,经细菌酵解后可使之产生臭味。汗腺分泌的汗液和皮脂腺分泌的油脂,在混合后出现乳化,就会在皮肤上形成一层很薄的保护膜,这就是皮脂膜,其对皮肤有一定的滋润保护作用。皮脂腺分泌受各种激素(如雄激素、孕激素、雌激素、糖皮质激素、垂体激素等)影响,其中雄激素可加快皮脂腺细胞的分裂,使皮脂增多;雌激素可抑制皮脂的分泌。

(五) 体温调节功能

皮肤具有重要的体温调节作用。一方面皮肤可通过遍布全身的外周温度感受器,感受外界环境温度变化,并向下丘脑发送相应信息;另一方面皮肤又可接受中枢信息,通过血管舒缩反应、寒战或出汗等反应对体温进行调节。体表散热主要通过辐射、对流、传导和汗液蒸发实现。环境温度过高时主要的散热方式是汗液蒸发。

（六）物质代谢功能

与其他组织器官相比，皮肤的代谢功能具有其特殊性。

1. 糖代谢

皮肤中的糖主要为糖原、葡萄糖和黏多糖等。真皮中黏多糖含量丰富，主要包括透明质酸、硫酸软骨素等。黏多糖的合成及降解主要通过酶促反应完成。此外内分泌因素亦可影响黏多糖的代谢。

2. 蛋白质代谢

皮肤蛋白质包括纤维性蛋白质和非纤维性蛋白质，前者包括角蛋白、胶原蛋白和弹性蛋白等，后者包括细胞内的核蛋白以及调节细胞代谢的各种酶类。角蛋白是中间丝蛋白家族成员，是角质形成细胞和毛发上皮细胞的主要成分及代谢产物。

3. 脂类代谢

皮肤中的脂类包括脂肪和类脂质，占皮肤总重量的 3.5%—6%。脂肪的主要功能包括储存能量和氧化，类脂质是细胞膜的主要成分，并参与某些生物活性物质的合成。表皮细胞在分化的各阶段，其类脂质的组成有显著差异，如由基底层到角质层，胆固醇、脂肪酸、神经酰胺含量逐渐增多，而磷脂含量则逐渐减少。表皮中最丰富的必需脂肪酸为亚油酸和花生四烯酸，后者在日光作用下可合成维生素 D。

4. 水和电解质代谢

皮肤中的水分主要分布于真皮内，当机体脱水时，皮肤可提供其水分的 5%—7%，以维持循环血容量的稳定。皮肤中含有各种电解质，主要贮存于皮下组织，它们对维持细胞间的晶体渗透压和细胞内外的酸碱平衡起着重要作用。

（七）酸碱中和功能

由于在人体皮肤表面存留着尿素、尿酸、盐分、乳酸等酸性物质，所以皮肤表面常显弱酸性。正常皮肤的 pH 为 5.0—7.0，皮肤只有在正常的 pH 范围内，即处于弱酸性才能使皮肤处于吸收营养的最佳状态，此时皮肤抵御外界侵蚀的能力以及弹性等都处于最佳状态。这种弱酸环境对酸、碱均有一定的缓冲能力，称为皮肤的中和作用。

第二节 危重患者皮肤面临的状况

一、危重的机体状态

危重患者病情复杂多变，多伴有意识障碍，随时可能发生休克、心搏骤停等状况，危及生命。首先，患者长时间卧床，且部分患者需要进行身体约束，患者体位受限，使局部组织受

5

压,引起血流循环受阻,大大增加了压力性损伤(press injury,PI)及其他伤口发生的风险(详见第六章)。其次,危重患者常需放置多种管道、治疗监护设备等以方便临床病情观察和治疗,这些导管、设备也增加了发生器械相关性压力性损伤的风险。最后,危重患者处于高分解代谢的状态易发生营养不良,导致伤口愈合缓慢。患者在大手术、创伤后易发生应激性高血糖,而高血糖水平是导致伤口感染的危险因素。故营养支持和血糖控制在伤口治疗中是不可忽视的环节。

二、皮肤老化

老龄化社会的到来,使得老年危重患者的数量明显增多。老年患者基础疾病多,这些疾病本身就会导致一些皮肤改变,如糖尿病常见并发的糖尿病足,危重患者腹泻导致失禁性皮炎的发生,等等。随着人体的衰老,皮肤也面临老化的问题:① 表皮厚度会减少将近20%,表皮和真皮之间基底膜区的变平会降低营养物质的通过水平,增加皮肤的脆性,容易出现表皮撕裂(详见第五章第四节)。② 真皮纤维萎缩使真皮里的许多组织失去依托,使血管缺少支撑,容易破损出血(图1.5)。③ 衰老皮肤中的朗格汉斯细胞和肥大细胞数量减少会导致皮肤免疫功能下降,易发生感染。④ 人体衰老时,基底层分化和形成能力退化,胶原沉积减少,这是老年患者皮肤发生真皮萎缩和相关伤口愈合不良的原因。

一方面,老化的皮肤松弛、变薄,皮肤软组织内的胶原蛋白与弹性蛋白合成减少,使其干燥缺乏弹性、抗压能力减弱;另一方面,老年患者皮下组织萎缩变薄、血供减少、肌肉弹性下降,也可能是增加PI发生风险的原因。此外,老年女性体内雌激素水平下降,导致体内胶原沉积减少、角化速度减缓和伤口愈合缓慢。

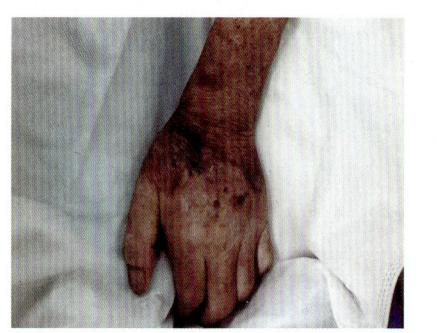 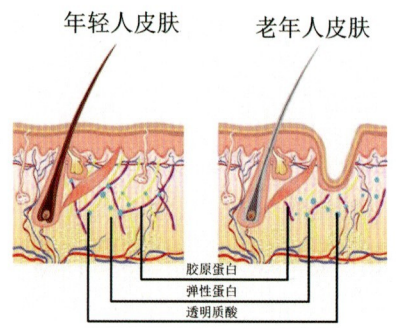

年轻人皮肤　　老年人皮肤

胶原蛋白
弹性蛋白
透明质酸

图1.5　老年性皮肤及改变(皮下出血)

三、循环障碍

循环障碍导致的低灌注可发生在休克、创伤、炎症、水肿、肿瘤等相关疾病的过程中,以及与这些有关的疾病中。此外,周围血管疾病(静脉曲张、血栓性静脉炎、深静脉血栓形成等)也可导致组织灌注不良。

休克是最常见的危重症之一,死亡率高。交感神经兴奋是休克的一种代偿反应,血流重新分布,外周低灌注,皮肤血流减少,导致皮肤灌注异常。微循环瘀血加重时患者脱氧血红蛋白增多,皮肤黏膜会出现发绀或花斑,甚至瘀血坏死的情况(图 1.6)。

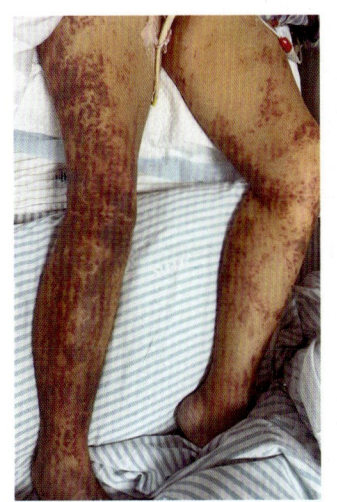
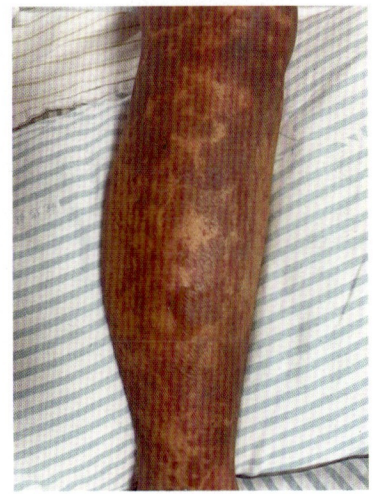

图 1.6　循环障碍合并皮肤感染及皮下瘀血

休克导致的低血压增加了 PI 发生的风险:舒张压偏低($<$60 mmHg)患者发生 PI 的危险性是舒张压正常者的 5.43 倍;严重血流动力学不稳定者,需应用血管活性药物,防止进一步加重局部组织缺血缺氧。局部组织长期缺氧是导致慢性伤口愈合过程延迟的重要原因之一,也可引起局部皮肤损伤,甚至出现末梢动脉闭塞导致缺血坏死(图 1.7)。

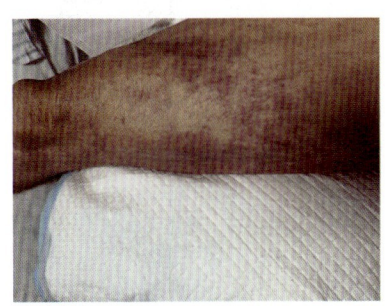
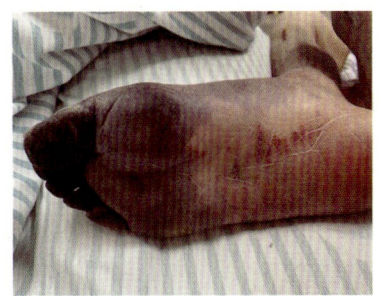

图 1.7　皮肤花斑及合并动脉闭塞致肢端坏死

四、组织缺氧

重症肺炎、慢性阻塞性肺疾病伴急性加重等状况会导致严重的缺氧而使得皮肤的氧供下降。患者入 ICU 时的氧合指数(PaO_2/FiO_2)与 PI 等皮肤损伤的发生密切相关。治疗过程中单纯地进行氧疗,不能改善患者的缺氧症状,需要予机械通气治疗。在进行无创通气时,无创面罩会对患者面部皮肤造成损伤。有创通气、经口气管插管患者因口腔分泌物及免疫力下降易发生口周疱疹(详见第二章第三节),气管插管固定胶布可造成医用黏胶相关性皮肤损伤(详见第四章第二节)。气管切开术患者固定带松紧不适宜容易导致局部皮肤损伤(图 1.8)。气管切口周围皮肤受痰液刺激会引发红肿、湿疹样小水疱甚至破溃。

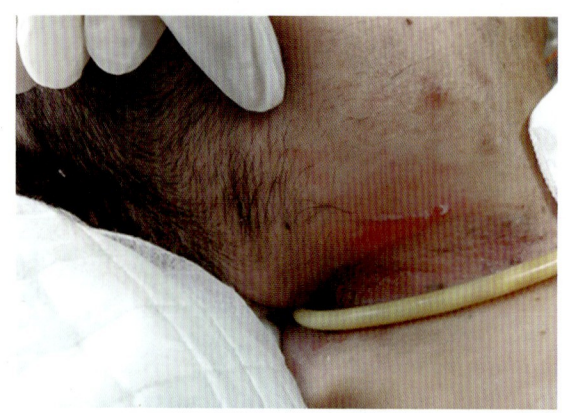

图 1.8　气管套管固定带所致的器械压力性损伤

五、皮肤水肿

水肿是指组织间隙或体腔内过量的体液潴留,是危重患者比较常见的症状。水肿可表现为局部性或全身性,引起水肿的原因包括:血浆胶体渗透压降低(即低白蛋白血症)、毛细血管内流体静力压升高、毛细血管壁通透性增高、淋巴液回流受阻、肾脏潴留。全身性水肿包括:心源性水肿、肾源性水肿、肝源性水肿、营养不良性水肿、结缔组织疾病所致的水肿(如红斑狼疮)。局部性水肿包括:炎症性水肿、静脉阻塞性水肿、淋巴性水肿等。

水肿患者皮肤弹性变差,对损伤性因素抵抗力下降,更易发生 PI。局部皮肤过度肿胀和受压过久,血液循环障碍,静脉回流受阻,局部静脉瘀血,使得血管的通透性增加,表皮产生小水疱,即张力性水疱。若处理不及时,易引发感染。

临床表现:① 轻型——表现为受压皮肤出现单个或多个透明疱疹,皮肤较薄,浸润较浅。水疱破溃后有淡黄色液体渗出,疼痛感较轻,时有灼痒感(图 1.9A)。② 重型——表现为局部肿胀明显,患肢疼痛难忍,出现大面积的张力性水疱,大如鸡蛋,小如黄豆粒,周围红晕,表面透明饱满,破溃后有大量黄色液体渗出。浸润深者有血性液体,甚至表面坏死,疼痛感较重(图 1.9B)。

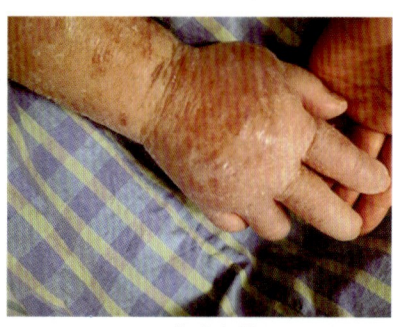
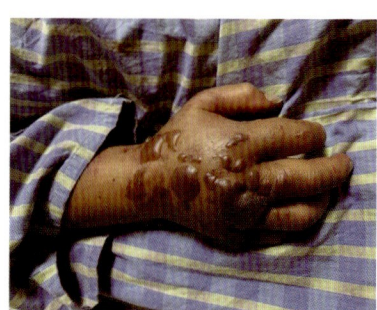

A. 皮肤水肿　　　　　　　　　　　B. 张力型水疱

图 1.9　皮肤水肿与重型张力性水疱

六、皮肤温度异常

危重患者多数可因疾病而伴随发热，也可因多种混合因素导致发热。体温达到39℃即为高热，多见于重度颅脑损伤、各种微生物感染、大面积烧伤等。正常人体体温每升高1℃，将从皮肤丢失低渗液体3—5 mL/kg，导致皮肤干燥、弹性降低，皮肤对外界刺激的抵抗力下降。当患者散热时排汗也增多，接触面的摩擦作用加大，同时汗液使皮肤酸碱平衡失调，增加发生PI等皮肤问题的风险。

降温是在危重患者中常进行的治疗护理。降温毯由内部循环水流制冷后，通过传导散热达到降温效果，主要用于各种原因引起的高热。危重患者病情重，体质虚弱，皮肤温痛觉敏感性下降、弹性差，冰毯持续低温会收缩皮肤血管，减少局部血容量，尽管冰毯上隔有床单，但材质偏硬，极易引起PI、冻伤等并发症。若患者骶尾部或者背部存在伤口，持续的低温环境将影响伤口愈合，甚至引起恶化。

第二章

危重患者常见皮肤感染的临床表现及处理

第一节　毛囊炎的临床表现及处理

一、概述

(一) 定义

毛囊炎(folliculitis)是一组累及毛囊及其周围组织的细菌感染性皮肤病。

(二) 诱发因素

高温、多汗、搔抓、局部卫生清洁不到位、器官移植、长期应用糖皮质激素等为常见诱发因素。

(三) 危害

(1) 如果挤压位于面部三角区的毛囊炎疖肿,则有可能使病菌经血液进入颅内,引起化脓性血栓,或脑脓肿,严重可导致死亡。

(2) 毛囊炎位于颈部,极易产生皮损,呈现出乳头状增生或瘢痕,或演变成化脓型毛囊炎,不易治愈。

(3) 毛囊炎向着皮肤深处发展,极易引起毛囊周围炎,反复发作的疖称为疖病,严重者可有淋巴结肿大、发热、头痛,甚至引起脓毒血症或败血症。

二、临床表现

毛囊炎好发于头面部、颈部、前胸、背部、臀部及外阴(图2.1)。皮损初期为红色毛囊性丘疹,数天内中央出现脓疱,周围有红晕,脓疱干涸或破溃后形成黄痂,痂脱落后一般不留瘢痕。发生于头皮且愈后留有脱发和瘢痕者,称为秃发性毛囊炎(folliculitis decalvans);发生于胡须部者,称为须疮(sycosis);发生于颈项部,呈乳头状增生或形成瘢痕硬结者,称为瘢痕疙瘩性毛囊炎(folliculitis keloidalis)。

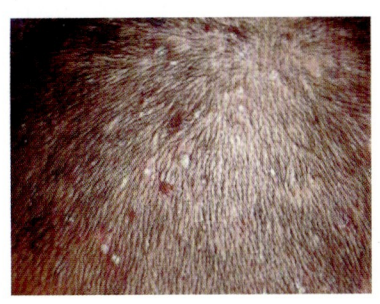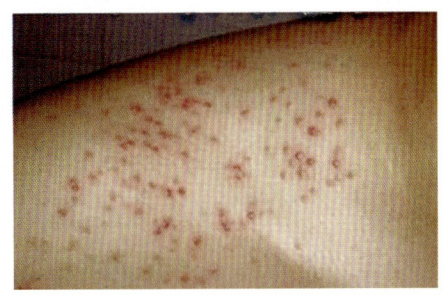

图 2.1　头皮及右肩部毛囊炎

三、治疗与护理

(一) 药物治疗

1. 外用药物治疗

早期未化脓者可用 20%鱼石脂软膏、3%碘酊外涂,亦可用莫匹罗星软膏或 5%新霉素软膏外涂。

2. 全身系统治疗

可选用耐酶青霉素类、头孢类、大环内酯类或喹诺酮类抗生素,也可根据药敏试验结果选择抗生素。以下情况应系统应用抗生素:

(1) 位于鼻周、鼻腔或外耳道内的毛囊炎。

(2) 皮损较大或反复发作。

(3) 皮损周围伴有蜂窝织炎。

(4) 局部治疗无效。

(二) 皮肤护理

保证皮肤清洁卫生,尤其是油脂分泌旺盛的患者,应考虑使用必要的洁肤产品,如洗面奶或香皂;防止抓伤;避免或减少局部摩擦及压迫;每日温水擦浴,痰液或渗液污染局部皮肤时,要及时清理和隔离保护。

(三) 饮食护理

清淡饮食,多饮水,多吃新鲜蔬菜、水果。

11

第二节　丹毒的临床表现及处理

一、概述

（一）定义

丹毒（erysipelas）是一组累及皮肤浅部组织的细菌感染性皮肤病，是一种由乙型溶血性链球菌引起的皮肤、皮下组织及淋巴管急性炎症。

（二）诱发因素

足癣、趾甲真菌病、小腿溃疡、鼻炎、慢性湿疹等均可诱发本病，机体抵抗力低下（如糖尿病、慢性肝病、营养不良等）均可成为促发因素。

（三）特点

丹毒为局限于真皮上部的感染，有明确的炎症边界特点。

二、临床表现

丹毒好发于面部、小腿、足背等处，多为单侧性。起病急，前期症状有高热、寒战，典型皮损为水肿性红斑，界限清楚，表面紧张发亮，迅速向四周扩大（图2.2）。可出现淋巴结肿大及不同程度的全身症状，病情多在4—5天内达到高峰。消退后局部可留有轻度色素沉着及脱屑。面部患者，红斑先从一侧起，逐渐扩大，到达对侧面颊，形成蝶形红肿。

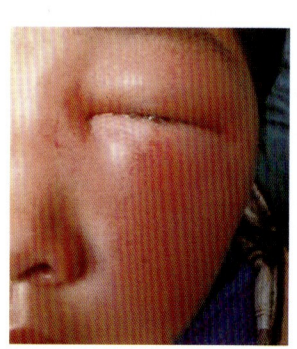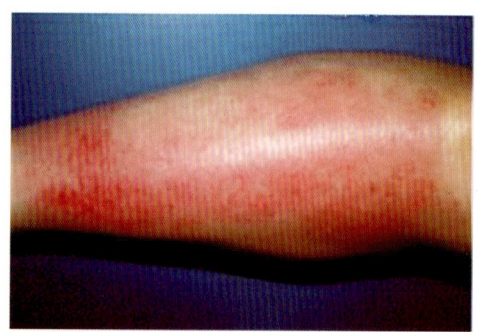

图2.2　丹毒

三、治疗与护理

(一) 药物治疗

1. 外用药物治疗

可用 25%—50%硫酸镁或 0.5%呋喃西林液湿敷,可外用抗生素软膏(如莫匹罗星软膏等),亦可用如意金黄散调制成糊状外敷。

2. 全身系统治疗

早期、足量、高效的抗生素治疗可减缓全身症状、控制炎症蔓延并防止复发。丹毒治疗首选青霉素,一般 2—3 天后体温可恢复正常,但应持续用药 2 周左右以防止复发;青霉素过敏者可选用红霉素或喹诺酮类药物。

(二) 局部治疗

(1) 有大疱时,可用消毒注射器抽出疱液,外用湿敷液湿敷。

(2) 物理治疗:紫外线照射、音频电疗、超短波治疗、红外线治疗等有一定疗效。

(3) 手术治疗:已化脓者应行手术切开排脓。

(三) 病情观察

密切观察患处有无肿胀、疼痛及水疱。

(四) 体位管理

患处在下肢时,应用枕头将小腿垫高 35°—45°;头面部丹毒患者应取半卧位,同时避免患处受压。

第三节 口周疱疹的临床表现及处理

一、概述

(一) 定义

口周疱疹指单纯疱疹病毒-1 型感染导致的皮肤疱疹,表现为口唇迅速出现密集的小水疱,疼痛明显。

(二) 诱发因素

(1) 患者感染病毒后,若出现发热、受凉、劳累,则容易引起口周疱疹。

13

（2）危重患者抵抗力下降，尤其是颅脑损伤、颜面部损伤，合并口鼻腔分泌物多，清洁不到位时，易出现口周疱疹感染。

二、临床表现

原发感染潜伏期为 2—12 天，平均为 6 天，部分复发患者可无原发感染症状。因为临床上对于首发症状无法判断是原发还是复发感染，故宜分为初发型和复发型，初发型相对皮损范围广泛，自觉症状明显，病程稍长，多见于 1—5 岁儿童，好发于口腔、牙龈、舌、硬腭、咽等部位。危重患者多好发于口周、鼻周、外阴，也可见于口腔黏膜等部位。发作早期局部常自觉灼热，随后出现红斑、簇集状小丘疹和水疱，可融合，数天后水疱破溃形成糜烂、结痂愈合（图 2.3），病程为 1—2 周。

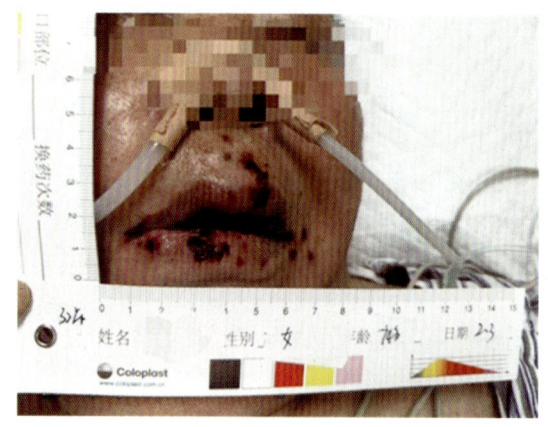

图 2.3　口周疱疹

三、治疗与护理

（一）隔离防护

患者皮肤完整性受损，免疫功能降低，需要做好床旁接触隔离，条件允许时尽量予单间病房，保持室内整洁，温湿度适宜，定时通风换气。

（二）药物治疗

1. 外用药物治疗

（1）以抗病毒、收敛、干燥和防止继发感染为主。皮疹未破时可选用 3％阿昔洛韦软膏、1％更昔洛韦乳膏或炉甘石洗剂，破损后可用碘甘油与 2％的盐酸利多卡因注射液按 1∶1 比例混合均匀配制成药液，用无菌棉签蘸取适量药液涂抹，待干后予人干扰素 α2b 凝胶涂抹于口腔疱疹周围。

（2）继发感染时可用夫西地酸乳膏、莫匹罗星软膏外涂。

2. 全身系统治疗

（1）初发型：可选用阿昔洛韦、伐昔洛韦或泛昔洛韦，疗程为 7—10 天。

（2）复发型：采用间歇疗法，最好出现前驱症状或皮损出现 24 h 内开始治疗。选用药物同初发型，疗程一般为 5 天。

（3）频繁复发型（1 年复发 6 次以上）：为减少复发次数，可采用持续抑制疗法，一般需连续口服抗病毒药 6—12 个月。

（4）原发感染症状严重或皮损泛发者：可以静脉注射阿昔洛韦，疗程一般为 5—7 天。

（三）预防护理

1. 一般护理

保持皮肤清洁、干燥，忌用碱性肥皂擦洗皮肤，被褥平整清洁，穿棉质宽松柔软的衣裤，有水疱破溃者勤换衣被；防止抓伤皮肤，以免引起继发感染。危重患者应加强口腔护理，经口气管插管患者应 6—8 h 进行一次口腔护理。

2. 口周疱疹换药护理

每日观察口周皮肤，若发现疱疹，应尽早用药处理。

严重口周疱疹合并黑痂，应积极换药，外涂药物，每日观察、记录皮肤情况（图 2.4）。

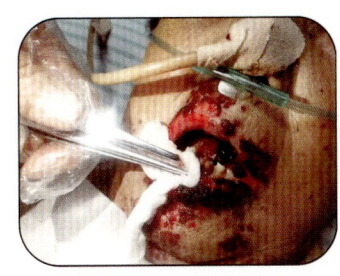
A. 生理盐水清洗疱疹

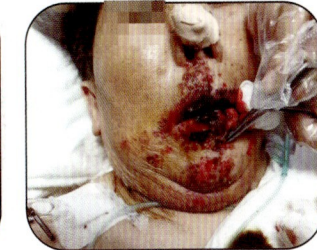
B. 清创，去除表面黑痂

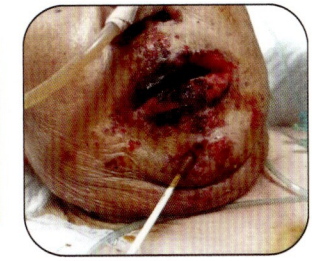
C. 药物外涂

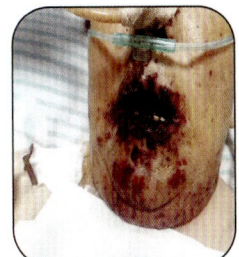
D. 换药第1天

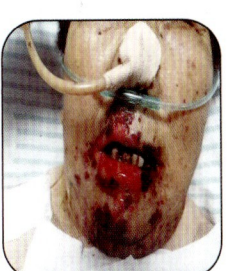
E. 换药第3天

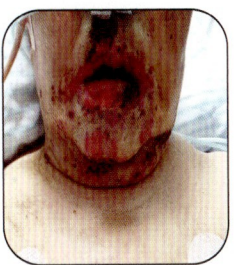
F. 换药第5天

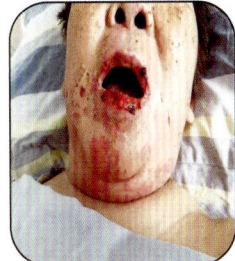
G. 换药第7天

图 2.4　ICU 患者口周疱疹的处理过程

第四节　念珠菌感染的临床表现及处理

一、概述

(一) 定义

念珠菌感染是指由各种致病性念珠菌引起的感染性疾病,包括皮肤浅表感染、深部侵袭性感染和血流感染。

(二) 诱发因素

念珠菌是最常见的条件致病菌之一,存在于自然界及正常人的口腔、胃肠道、阴道及皮肤。感染的发生取决于真菌毒力和机体抵抗力两方面。真菌毒力与其分泌的各种蛋白酶及对上皮的黏附能力有关。宿主方面的易感因素有:① 各种原因所造成的皮肤黏膜屏障作用降低;② 长期、滥用广谱抗生素、糖皮质激素或免疫抑制剂;③ 内分泌紊乱造成机体内环境变化;④ 原发和继发性免疫功能下降。

二、临床表现

念珠菌病的皮肤感染临床表现多样,常见的临床类型有:

(一) 念珠菌性间擦疹

念珠菌性间擦疹(candidal intertrigo)好发于婴幼儿、肥胖多汗者和糖尿病患者的腹股沟、会阴、腋窝、乳房下等皱褶部位,也常发生于指间(尤其第3、4指间)。皮损表现为局部潮红、浸渍、糜烂,界限清楚,边缘附着鳞屑,外周常有散在炎性丘疹、丘疱疹及脓疱,自觉瘙痒或疼痛(图2.5)。

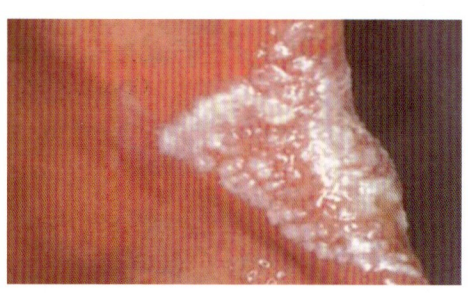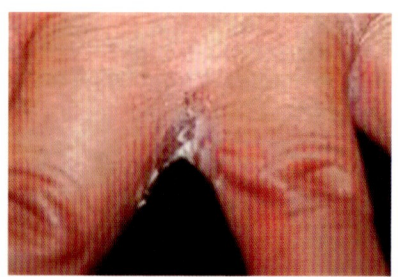

图2.5　念珠菌性间擦疹

（二）口腔念珠菌病

口腔念珠菌病（oral candidiasis）以急性假膜性念珠菌病（又称鹅口疮）最为常见，多累及老人、婴幼儿及免疫功能低下者（尤其是艾滋病患者），新生儿可通过母亲产道被感染。一般起病急、进展快，在颊黏膜、上颚、咽、牙龈、舌等部位出现凝乳状白色斑片，紧密附着于黏膜表面，不易剥除（假膜），用力剥离假膜后露出潮红糜烂面（图 2.6）。老年人尤其是镶义齿者可发生慢性增生性口腔念珠菌病，表现为增生性白斑。

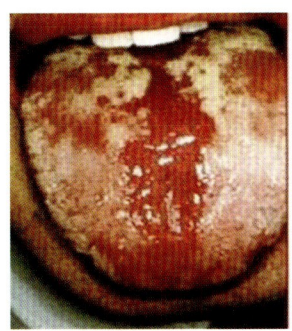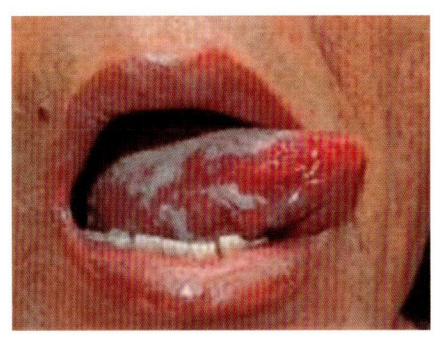

图 2.6　口腔念珠菌病

三、治疗与护理

（一）病因治疗

积极治疗原发病，减少不必要的侵入性操作，祛除诱发因素。

（二）药物治疗

1. 外用药物治疗

主要用于皮肤黏膜浅部感染。口腔念珠菌病可外用 1％—3％克霉唑液、制霉菌素溶液（10 万 U/mL）或 1％—2％甲紫溶液；皮肤间擦疹和念珠菌性龟头炎可外用抗真菌溶液或霜剂；阴道念珠菌病根据病情选用制霉菌素、克霉唑或咪康唑栓剂。

2. 全身系统治疗

主要用于大面积和深部皮肤念珠菌病、复发性生殖器念珠菌病、甲沟炎及甲念珠菌病。外阴阴道念珠菌病、包皮龟头炎，可口服氟康唑或伊曲康唑；甲念珠菌病、慢性皮肤黏膜念珠菌病应根据病情用药 2—3 个月或更长，口服或静脉注射伏立康唑，也可使用两性霉素 B 或联合用药。

（三）预防护理

（1）保持局部皮肤清洁干燥。真菌喜温暖、潮湿环境，浅部真菌最适宜的温度是 22—28 ℃。腹股沟、会阴、肛周、腋窝等处因局部通风不足及存在汗液、尿液等使局部潮湿，易致真菌感染。故每次擦洗要重点关注,严格交接班。

(2)针对长期使用广谱抗生素的患者,护理人员应加强对好发部位皮肤的观察,及时发现局部皮肤真菌感染征象,若有粉红色或红色丘疹、形成环形斑、中心皮肤呈白色者,以及高度怀疑皮肤真菌感染的可能时,及时采集标本,制作真菌涂片送检,进行真菌培养。

第五节　毛霉菌病的临床表现及处理

一、概述

(一)定义

毛霉菌病(mucormycosis)又称接合菌病(zygomycosis),是由毛霉菌(mucor)引起的疾病,主要菌种为丝生毛霉菌(M. corymbifer),可侵犯血管壁,引起血栓和组织坏死。

(二)诱发因素

其发病有多种易感因素,如高血糖、代谢性酸中毒、大剂量应用皮质类固醇激素、白细胞减少等。大多数患者通过吸入空气中毛霉孢子而感染,其次是食入或外伤致病,肺和鼻窦最常受累。

二、临床表现

临床表现分为6种:鼻脑型(39%—75%)、肺型(24%)、播散型(23%)、皮肤型(19%)、胃肠型、单纯中枢神经系统型。胃肠型及单纯中枢神经系统型少见。浸润、血栓形成和坏死是毛霉菌病的临床特征,以下介绍前五种。

(一)鼻脑型

毛霉菌从鼻腔、鼻旁窦沿小血管到达脑部,引起血栓及坏死。鼻脑型毛霉菌患者70%存在糖尿病。

(二)肺型

最常见的基础疾病为血液系统恶性肿瘤以及使用糖皮质激素。影像学常表现为进行性、均质性肺叶或肺段的实变,双肺多发结节,很难与其他血管侵袭性真菌感染(如曲菌)鉴别。

(三)播散型

表现为两个或以上不相邻系统受累,脑为最常见的播散部位,常迅速致死。

（四）皮肤型

切口红肿不明显；坏死组织多，呈灰黄色或灰黑色，主要位于腹膜外和肌层并连成片状；皮下脂肪可见岛状坏死灶；病变进展迅速（图2.7）。

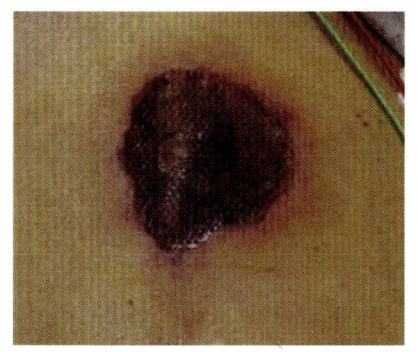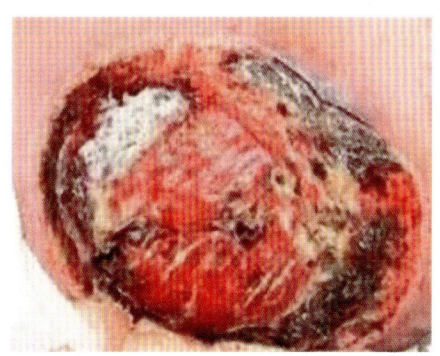

图2.7　皮肤型毛霉菌病

（五）胃肠型

多见于回肠末端、盲肠及结肠，食道及胃亦可累及。

三、治疗与护理

（一）病因治疗

积极治疗原发病，尽可能保护并早期恢复生理屏障，减少不必要的侵入性操作。

（二）隔离防护

加强对于病房环境的监控，进行分区管理，设置隔离病房。严格执行消毒隔离制度、无菌技术操作规程、探视制度及洗手制度等，减少交叉感染的概率。每次换药后的污染敷料装入双层黄色垃圾袋中，按医疗垃圾统一处理。

（三）药物治疗

1. 全身系统用药

应用两性霉素B脂质体药物（安浮特克、峰克松）进行抗真菌治疗，药物配制与给药应在药剂师的指导下，严格遵循药物说明书上的配制及使用方法。在对皮肤毛霉菌感染治疗用药的同时，应严密观察患者病情变化，做好药物副作用的观察与预防；具有免疫功能抑制的患者可进行抗真菌药物预防性治疗。

2. 外用药物治疗

皮肤毛霉菌感染，使用一般的抗真菌外用药都可以达到效果，如使用复方酮康唑或者克霉唑软膏等，疗程要足够。

19

（四）局部护理

（1）感染局部应在无菌操作下给予创面清创换药,同时取新鲜和坏死组织接壤处组织送真菌培养并做病理检查,伤口创面局部用 2% 过氧化氢无菌棉球和 0.5% 无菌聚维酮碘棉球擦洗,配合红外线照射 30 min,其后使用 0.2‰ 两性霉素 B 湿敷,外以无菌干纱布包扎固定,每日 1 次。

（2）对于局限性病变者,如能承受手术,可行外科手术治疗。

（五）病情观察

对毛霉菌易感人群提高警惕,皮肤出现的触之痛或不痛红斑、结节,其逐渐扩大,之后中央部位出现溃疡、焦痂和干性坏死等皮肤改变时应及时汇报医师。尽早行真菌培养,早期诊断,尽早进行抗真菌治疗。

第三章

危重患者常见药物相关性皮肤损伤的临床表现及处理

第一节　重症多形红斑药疹的临床表现及处理

一、概述

重症多形红斑药疹又称 Stevens-Johnson 综合征,多为药物过敏反应所致,其临床表现多样,患者常出现不同程度的皮肤红斑、表皮脱落及黏膜糜烂等症状(图 3.1)。据统计,Stevens-Johnson 综合征的发病率为每年 $0.5/10^6$—$1.4/10^6$,平均病死率为 25%—50%,我国病死率为 25%—40%。90% 的患者可伴有不同程度的黏膜损伤,导致胃肠道、泌尿生殖系统、呼吸道和结膜溃疡。由于失去物理屏障,患者易受细菌和真菌感染,败血症是导致患者死亡最常见的原因,因此,患者的皮肤护理十分重要。

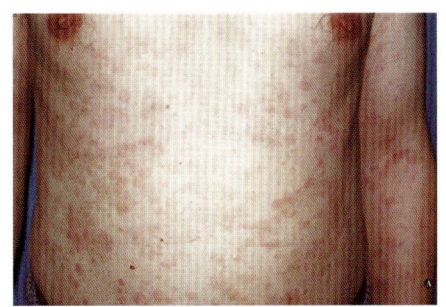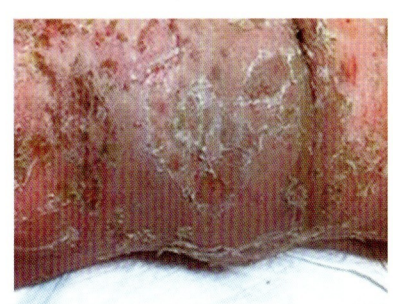

图 3.1　重症多形红斑药疹

二、临床表现

发病急骤,全身症状严重,泛发的水肿性红斑、瘀斑迅速扩大并融合,出现水疱、大疱甚至血疱,尼氏征阳性。口腔、眼、外阴和肛周黏膜红肿、糜烂破溃。累及多个器官,如全眼球炎、消化道出血、支气管肺炎、胰腺炎、肝肾功能异常、败血症甚至死亡。

三、治疗与护理

(一) 病因治疗

病因明确者,针对病因治疗。

(二) 药物治疗

1. 全身系统治疗

(1) 口服抗组胺药、多种维生素,重症者注意补充水分和营养,保持水、电解质的平衡。

(2) 对重症型病例早期、短程、系统应用糖皮质激素可及时控制病情发展、减轻症状和缩短病程。

(3) 重症型病例可静脉注射免疫球蛋白治疗,尤其适用于糖皮质激素疗效不佳或有糖皮质激素禁忌证者。

(4) 其他:可应用左旋咪唑、环磷酰胺、环孢素、氨苯砜、沙利度胺等。

2. 外用药物治疗

(1) 对于皮损部位可用具有清洁、保护、止痒作用的温和消炎剂,如植物油、炉甘石洗剂、氧化锌油剂、硅油霜、糖皮质激素软膏等。

(2) 口腔病变应用含漱剂,以保持口腔清洁。眼部病变应及早请眼科会诊。

(3) 肛门、尿道口及外生殖器部位可用 0.05% 氯己定液清洁,有感染时及时应用抗生素。

3. 皮肤护理

(1) 完整皮肤护理:使用非黏性敷料,避免皮肤进一步损伤,保护皮肤完整性。

(2) 缺损皮肤护理:将已失活的组织及表皮清除,修整边缘,利于上皮移行,选择合适的敷料保护裸露区域,减轻疼痛,利于伤口愈合。

(3) 其他:无法盖被时,可使用支被架。

第二节　中毒性表皮坏死松解症的临床表现及处理

一、概述

中毒性表皮坏死松解症(TEN),是一种以全身皮肤出现泛发性红斑、大疱及表皮剥脱,伴高热及全身中毒症状为特征的严重皮肤病,表现为表皮大片脱落,留下广泛的裸露区域(图 3.2)。最常发生于成人。该疾病常与磺胺类药物、巴比妥类药物、非类固醇抗炎药物、苯妥英钠、别嘌呤醇和靶向药物的使用有关,但也曾牵连众多其他药物。约有 1/5 的患者否认有服药史。约在 1/3 病例中,由于同时患有其他严重疾病及使用药物治疗而导致病因不明。本疾病为皮肤科少数真正情况紧急性疾病之一,其死亡率达 61%。

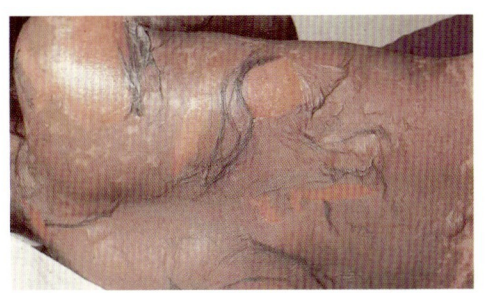

图 3.2　中毒性表皮坏死松解症

二、临床表现

开始为疼痛性局部红斑,很快蔓延,在红斑上发生松弛性大疱或表皮剥离。若遇轻度触碰或牵拉可导致大面积剥离(尼氏征)。发生大面积裸露时可伴有疲乏、寒战、肌痛和发热。患者在 24—72 h 内发生广泛的糜烂,涉及所有黏膜(眼、口、外生殖器)。此时病情极为严重,受累皮肤类似Ⅱ度烫伤,可因液体和电解质失衡和多脏器合并症(如肺炎、胃肠道出血、肾小球肾炎、肝炎、感染)而导致死亡。

三、治疗与护理

(一) 快速诊断

快速诊断,立即停用可疑药物。

(二) 消毒隔离

严格执行消毒隔离制度,患者实行保护性隔离。

(三) 药物治疗

1. 外用药物治疗
眼部予抗生素眼药水、可的松眼药水交替滴眼,一日数次;口腔溃疡涂金霉素软膏、鱼肝油;肛门及外生殖器部位外用金霉素软膏。

2. 全身系统治疗
早期联合大剂量丙种球蛋白和糖皮质激素治疗。预防感染,加强支持治疗。

(四) 皮肤护理

(1) 每日应用生理盐水定时清洁口腔、眼、肛门及外生殖器部位的分泌物。

(2) 及时处理虹膜粘连及角膜溃疡,以免引起眼睑粘连及失明。

(3) 由于患者疼痛剧烈及表皮剥脱,应尽量减少搬动患者的次数,并使用支被架。皮肤护理以暴露干燥疗法为宜,应注意皮肤清洁,防止继发感染。皮肤大疱应无菌穿刺抽液,局部糜烂面予 3% 硼酸溶液冷敷,外涂莫匹罗星软膏。

23

第三节　剥脱性皮炎的临床表现及处理

一、概述

剥脱性皮炎是一种少见而严重的皮肤病,又称红皮病,是一种严重的全身性疾病,多以广泛的红斑浸润伴有糠秕状脱屑为特征,或者存在广泛性水肿性红斑,伴有大量脱屑(图3.3A)。皮肤受累面积不少于90%是诊断本病的先决条件。其特点是全身或大面积皮肤有弥漫性红斑、肿胀及脱屑。剥脱性皮炎是一种几乎累及全身皮肤的慢性红斑鳞屑性皮肤病,是一种皮肤变态反应性症状,可发生于多种疾病。若在发生变态反应后,释放的皮肤因子量大而溶酶体少,则表现为接触性皮炎;若两者量都很大则表现为剥脱性皮炎。

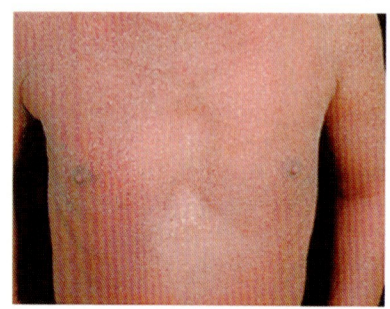
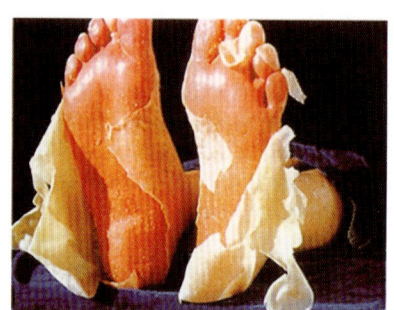

A. 急性皮损　　　　　　　　B. 袜套样脱屑

图3.3　剥脱性皮炎

二、临床表现

剥脱性皮炎常因在其他药疹的基础上继续用药或治疗不当所致,皮损逐渐加重并融合成周身弥漫性潮红、肿胀,以面部及手足为重,可伴有水疱、糜烂和渗出、结痂、异味,经2—3周后皮肤红肿逐渐消退,皮损处有大量鳞片或落叶状脱屑,掌跖部呈手套或袜套状剥脱(图3.3B),发、甲脱落(病愈后可再生),口腔黏膜充血、水肿,进食困难,眼结膜充血,畏光,等等,病程可达月余,属重症药疹。常有寒战、发热、恶心、呕吐、浅表淋巴结肿大、蛋白尿、肝大、黄疸等,严重时可伴有支气管肺炎、肾衰竭、粒细胞缺乏等。本型药疹病程较长,如不及时治疗,严重者会因全身衰竭或继发感染而导致死亡。

三、治疗与护理

（一）病因治疗

尽量寻找病因，针对不同病因进行适当治疗。

（二）药物治疗

1. 外用药物治疗

对于皮肤糜烂渗出明显者，用3%硼酸湿敷；干燥部位可使用洗剂、乳剂及软膏，如炉甘石洗剂、氧化锌油及各种皮质类固醇软膏等。

2. 全身系统治疗

有感染时应及时应用抗生素。激素治疗可缓解症状、缩短病程，一般可口服强的松，病情重者及药物变态反应引起者，可采用地塞米松静脉滴注。阿维A、氨甲蝶呤、雷公藤可用于银屑病、毛发红糠疹所引起的红皮病，以减少激素用量且有益于原发病的治疗。抗组胺剂有镇静止痒作用，瘙痒明显者可使用。

（三）整体护理

给予高蛋白饮食，补充多种维生素，维持水、电解质平衡。注意皮肤的清洁及保持良好的环境，如使空气流通、定期进行空间消毒、清洁被褥等，尤须做好口腔、眼、外阴的护理。

25

第四章

危重患者常见各类皮炎的临床表现及处理

第一节　失禁性皮炎的临床表现及处理

一、概述

（一）定义

失禁性皮炎（incontinence-associated dermatitis，IAD）是指皮肤长期暴露在尿液或粪便当中而导致的皮肤炎症性损害，皮肤表面有红疹或者水疱，或伴浆液性渗出、糜烂及皮肤的二重感染。

（二）病因

IAD 的病因是复杂而多因素的，其中皮肤长期暴露在尿液、粪便和汗水所形成的湿性环境中是其发生的重要原因。尿失禁时，患者皮肤长期处于潮湿环境。尿液的 pH 为碱性，而皮肤的 pH 为弱酸性，皮肤长时间处于碱性环境中，使表皮的角质层容易受损。大便失禁时，粪便中含蛋白酶和脂酶，特别是排便次数频繁、呈水样便的患者，其粪便中还含较多的胆盐和胰脂酶。这些消化酶都会对皮肤造成一定的损伤，使皮肤角质层的防护作用下降，加上潮湿的作用，皮肤极易受损。大小便同时失禁时，由尿液导致的碱性环境使粪便中的酶活性增强，从而对皮肤的刺激性更大。

（三）危险因素

失禁、失禁频繁发作、使用封闭性护理产品、皮肤状况差、移动能力受限、认知能力降低、个人卫生无法自理、疼痛、体温升高、使用药物、营养状况差、严重疾病。年龄并不是 IAD 的独立危险因素。

二、临床表现

（一）皮炎特点

包括皮肤红斑、皮温升高、皮肤破损、继发感染、局部不适等症状和体征。

（1）皮肤红斑通常呈镜面效应，左右对称。

（2）不是所有的IAD都会出现皮肤破损。

（3）真菌感染的皮疹通常从中心部位向四周扩散，颜色为亮红色，点状丘疹或脓疱一般出现在延伸进正常皮肤的皮疹边缘。

（4）IAD影响的皮肤范围不仅仅限于会阴（肛门与外阴或阴囊之间的部位）。尿失禁会影响女性大阴唇或男性阴囊的褶皱，以及腹股沟褶皱；大便失禁首先会影响肛周部位的皮肤，如臀裂和臀部，进而可向上延伸至骶尾部和背部，以及向下延伸至大腿后部。

（二）皮炎严重度分级评估

可利用失禁相关性皮炎干预工具（incontinence-associated dermatitis intervention tool，IAD-IT，表4.1）进行分级。

表 4.1　IAD-IT

分　　级	表　　现
高危险性	局部皮温较高、颜色轻微改变，不一定发红。患者有失禁、腹泻或认知降低等症状或表现
轻度	局部皮肤完整、干燥、颜色发红或为粉色，触诊皮温升高，疼痛明显
中度	局部皮肤发红，有散在点状出血、水疱、脱皮现象，疼痛明显
重度	局部皮肤发红，有脱皮、渗液或出血现象
真菌性皮疹	可发生于IAD轻、中、重度各期，受累皮肤边界有丘疹样红色斑点，患者主诉瘙痒

图4.1、图4.2、图4.3为IAD分级表现。

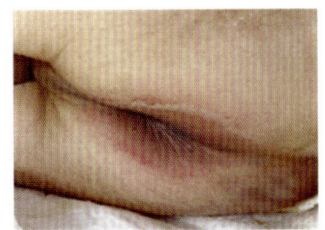 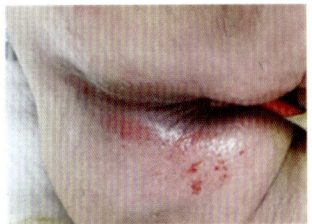 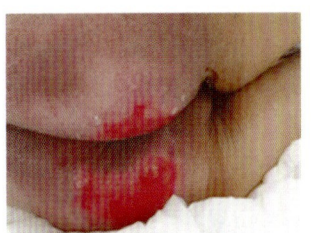

图 4.1　轻度 IAD　　　　图 4.2　中度 IAD　　　　图 4.3　重度 IAD

（三）失禁性皮炎与压力性损伤的鉴别

对于存在失禁的患者，鉴别发生在臀部的压力性损伤与失禁性皮炎有一定难度，但也有一些新的工具帮助临床护士进行鉴别（表4.2）。

27

表 4.2　压力性损伤与失禁性皮炎的鉴别

	压力性损伤	失禁性皮炎
表现	非苍白性红斑的完整皮肤（1 期）	苍白性红斑的完整皮肤
潜在原因	骨突出对皮下组织缺血性损伤的炎症反应	对尿液或粪便暴露于表皮或真皮的炎症反应
部位	骨隆突处：尾骨、骶骨、坐骨以及其他器械压力下区域	会阴、臀部、大腿内侧、腹股沟、下腹褶皱及任何暴露于尿液和粪便的区域
症状	疼痛或瘙痒，不一定与失禁病史有关	疼痛或瘙痒，与失禁病史有关
颜色	粉红色、红色、黄色、褐色、灰色、绿色、棕色、黑色	粉红色或红色
坏死组织	如果是全层皮肤缺失，则脱落或焦痂	无

三、治疗与护理

（一）运用专用评估工具进行评估

可参见本书附录五。

（二）护理要点

预防失禁性皮炎的发生是失禁患者护理工作的重要方面，预防的重要措施就是减少皮肤长期接触刺激物，从根本上减少皮炎的发生概率，目前国际上对于 IAD 的防治原则主要是清洗、润肤和使用皮肤保护剂，并可辅以一些支持性干预措施，具体如下：

1. 保持透气

避免使用不透气的尿片。保持通风的环境对于失禁患者的皮肤保护非常重要，在检查和评估患者的基础上，根据患者失禁的情况指导患者使用合适的失禁用品，一旦尿布潮湿要及时更换。通常采用自然通风方法保持会阴及臀部皮肤干爽，不可使用吹风筒及烤灯，以免皮肤干裂。

2. 皮肤清洁

清洁会阴、肛周及臀部皮肤的主要目的是，不使尿液、粪水等排泄物浸渍与附着于这些部位的皮肤，避免皮肤受损及皮肤感染。清洁时动作要轻柔，避免大力损伤皮肤。最好使用较为柔软的清洁用布或湿纸巾清洁，避免使用干燥而坚硬的纸巾进行擦拭。通常使用温和清洁剂去除皮肤上的刺激物，如温和肥皂水或清水，最好能够使用弱酸性的清洗剂（图 4.4）清洁，以避免破坏皮肤表面的弱酸性保护层。对于已有损伤的皮肤使用酸碱质平衡的清洁溶液较合适,例如生理盐水棉球。清洁皮肤时宜采用蘸洗或冲洗的方式,不宜用力擦拭以免皮肤损伤加重。

3. 隔离保护

(1) 护肤隔离霜:护肤隔离霜将隔绝皮肤,避免刺激性液体侵蚀,其比较耐冲洗,效果持久,pH 为中性,因此不会刺激皮肤,且使皮肤滋润,但对糜烂皮肤来说效果差。

(2) 皮肤保护膜:喷涂后会迅速形成一层保护膜,保护皮肤,隔离黏胶、便液的刺激(图4.5)。

(3) 油剂:使用凡士林、石蜡油、氧化锌等,这是比较经济方便的方法,能对粪水起到一定的阻隔作用,但是患者往往感觉不舒适,且使用效果不确切。赛肤润(图4.6)能避免刺激性液体侵蚀、刺激皮肤,可起到很好的隔离保护作用。

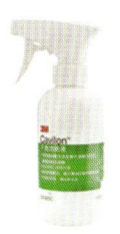 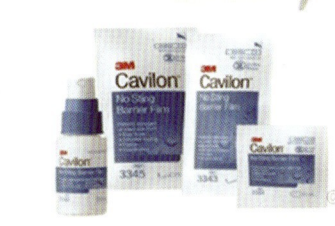 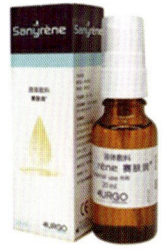

图 4.4 皮肤清洗剂　　　图 4.5 皮肤保护膜　　　图 4.6 赛肤润

4. 粪便的收集与引流

(1) 肛门袋(图4.7):于清洁、润肤后粘贴于肛周,适合卧床、能配合、无躁动或昏迷患者,早期使用可防止肛周皮肤的损伤。肛门袋可通过改良连接负压吸引和冲洗装置,能有效解决因袋内大便残留、引流效果不佳而导致的肛门袋破裂、需要频繁更换等问题。

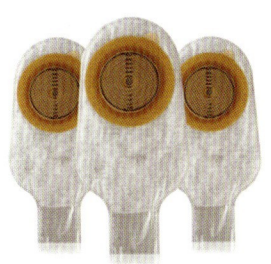

图 4.7 肛门袋

(2) 带气囊的气管导管:适用于意识不清的非躁动患者及肛周皮肤有破损但破损不宜粘贴肛门袋的患者,导管尾端可连接负压吸引瓶。

(3) 导管式卫生棉条(图4.8):具有较强的吸水性,可与肠贴合,不易滑脱,舒适度佳。使用过程中要加强观察,需每2—4 h取出观察腹泻情况,有粪水溢出时应及时更换。

(4) 粪便管理系统套件:主要适用于卧床不起、排便失禁及有伤口患者的有效排泄和容纳体内流动或半流动的粪便(图4.9)。

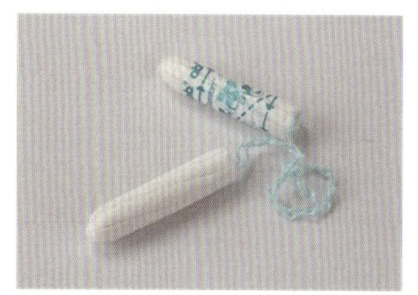

图 4.8 内置式棉条

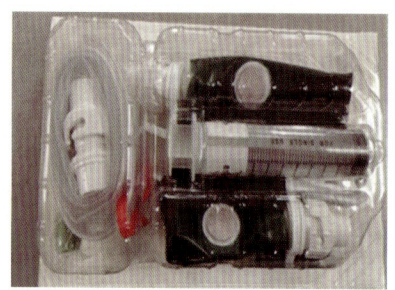

图 4.9 粪便管理系统套件

5. 局部皮肤已发生失禁性皮炎时的护理

当局部皮肤已发生皮炎或溃疡时,应根据 IAD 严重等级采用相应的护理方案。依据失禁相关性皮炎评估工具(见本书附录五)的评估结果,确定等级,采取分级护理措施。

(1) 轻度:局部清洗后均匀喷洒造口粉,利用其良好的吸湿功能,缓解潮湿对皮肤的刺激,然后在距离皮肤 20 cm 处喷洒皮肤保护膜,皮肤褶皱处用手指分开喷涂,待干后复原。婴儿用 PP 霜或者护臀膏亦有一定的防护治疗作用。

(2) 中度:除上述处理外,对皮肤破损处用生理盐水清洗后粘贴水胶体敷料。

(3) 重度:对渗液较多及破损创面的内层用藻酸盐敷料(合并创面感染时用吸水功能性强的银离子敷料),外层粘贴超薄水胶体敷料,藻酸盐敷料能促进肉芽组织的快速生长,银离子具杀菌功能,外用水胶体敷料能提供创面湿性愈合的环境。

6. 预防护理

早期发现失禁引起的皮肤问题风险,局部皮肤避免受压,勤换卧床姿势;促进血液循环;保持床单位清洁、平整;骨隆突部位使用减压用品;搬动患者时注意手法,应将患者抬起,避免因拖拉产生摩擦力,造成物理机械性皮肤损伤。尽量采用清洗的方式去除刺激物,避免用手纸擦除刺激物,这是因为擦拭时容易摩擦损伤皮肤。

(三) 处理流程

1. 清洗与隔离

清洗与隔离过程如图 4.10 所示。

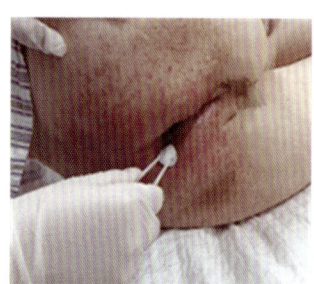

A. 用生理盐水棉球清洗

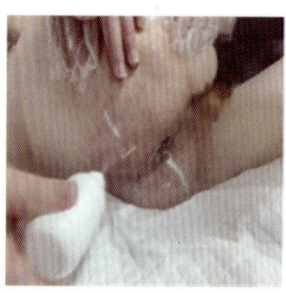
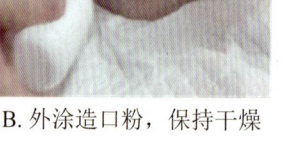

B. 外涂造口粉,保持干燥

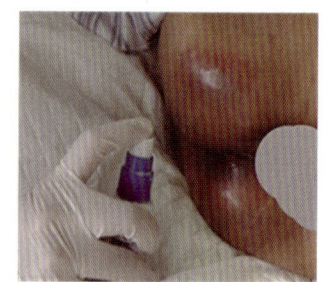

C. 喷洒皮肤保护膜

图 4.10 清洗与隔离

2. 肛周造口袋的应用

肛周造口袋的应用如图 4.11 所示。

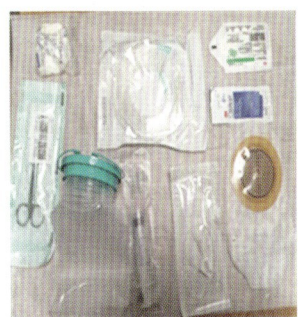

A. 用物准备

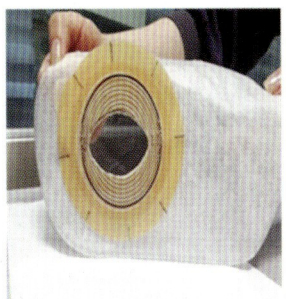

B. 裁剪造口袋

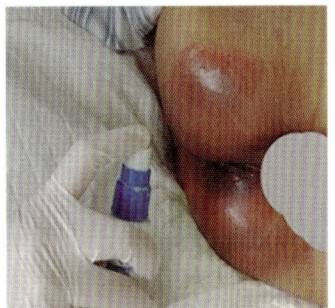

C. 皮肤准备（隔离保护）

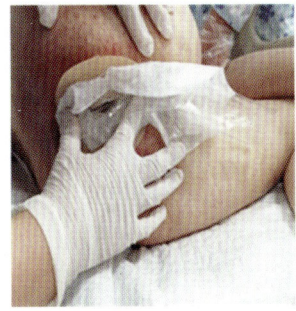

D. 粘贴造口袋

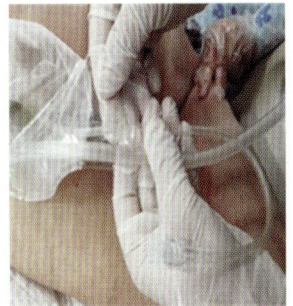

E. 接引流管

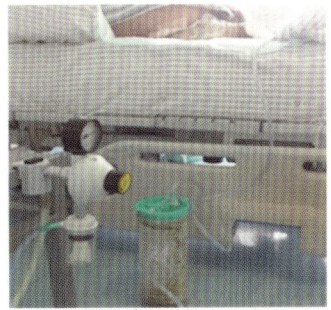

F. 接低负压持续引流

图 4.11　肛周造口袋的应用

第二节　医用黏胶相关性皮肤损伤的临床表现及处理

一、概述

（一）定义

医用黏胶相关性皮肤损伤(medical adhesive-related skin injury，MARSI)是指在移除黏胶产品后，出现持续 30 min 甚至更长时间的红斑、糜烂、撕裂伤或伴有水疱等异常的皮肤症状。

（二）危险因素

1. 内部因素

年龄、皮肤状况、疾病情况、营养不良等。

2. 外部因素

皮肤过度清洁、皮肤干燥、某些药物的使用、放疗、光敏损伤，以及移除胶布、敷料等。除此以外，黏胶选择不正确、粘贴方法不正确以及黏胶揭除方法不正确均可导致皮肤损伤。

医用黏胶一般分为背衬与黏合剂两种，常见背衬可由纸质、聚氨酯透明塑料、无纺布、弹性布等材质构成，其决定敷贴的延展性与柔和性；黏合剂分为橡胶、丙烯酸酯、硅胶（硅酮）、水胶体及聚氨酯等多种类型，不同类型的黏合剂适用于不同的皮肤状态和部位，材质不同、性能不同。常见的两种医用黏胶类型如下：

（1）低致敏性黏胶。因低致敏性，黏性适中，无胶残留，可以减轻对皮肤角质层损伤，减少剥离时的疼痛感，从而避免毛囊损伤（图4.12）。

（2）压力敏感性黏胶。粘贴时用力越大，皮肤与胶贴接触越充分，粘贴越牢固。随时间推移，胶布温度升高，胶贴和皮肤间间隙减少，黏性增强（图4.13）。

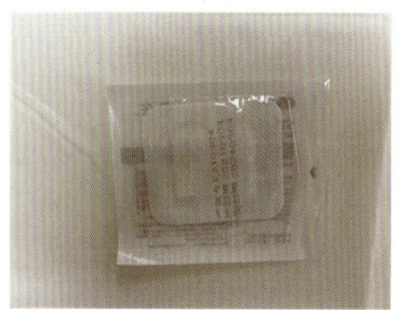

图4.12　低致敏性黏胶

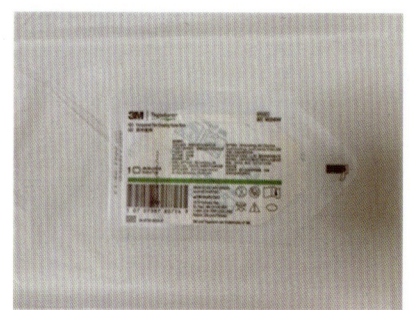

图4.13　压力敏感性黏胶

二、临床表现

医用黏胶相关性皮炎（medical adhesive-related dermatitis，MARD）是MARSI中最常见的一种皮肤损伤，是由于接触黏胶产品后，暴露的皮肤黏胶部位发生急性或慢性炎症反应，主要表现为红斑、丘疹、水疱、囊疱、水肿等。国际护理及造口护理协会把MARSI归纳为以下类型：机械性损伤（包括表皮剥脱、张力性损伤和皮肤撕裂伤，图4.14）、皮炎（分为：接触性皮炎，图4.15；过敏性皮炎，图4.16）。

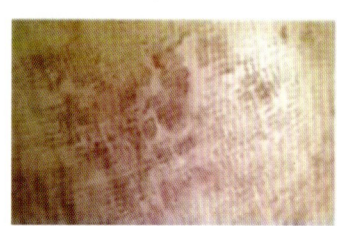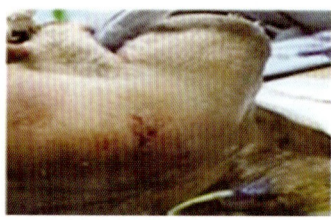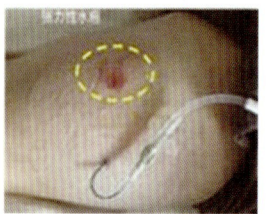

图4.14　医用黏胶致机械性损伤

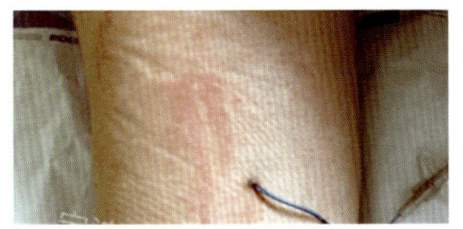

图 4.15 医用黏胶致接触性皮炎

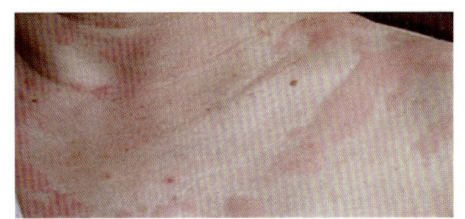

图 4.16 医用黏胶致过敏性皮炎

三、治疗与护理

(一) 敷料选择

应根据预期用途、解剖位置、使用部位的环境条件、黏胶产品的特性,选择最适宜的黏胶产品。理想的医用黏胶产品应具有足够的黏性、持久性、内聚性(不会造成皮肤残留)、质地温和,能实现良好密闭且硬度适中,同时要综合考虑黏胶用品的特性和患者情况等。硅类敷料对皮肤角质层的损伤最小、性质温和、快速黏附,表面张力低,适用于脆弱皮肤。

1. 敏感性皮肤的敷料选择

丙烯酸和硅黏胶合剂均较为温和,其中硅黏胶合剂由于其具备极低致敏性,与传统黏合剂相比,表面张力较低,能够贴合皮肤的自然轮廓,且易于剥离,适用于易过敏或者皮肤屏障脆弱的患者;但它同时对潮湿环境的耐受性较低,黏附性较差,不适用于某些关键装置例如血管通路装置、气管插管和胃管的固定。

2. 水肿皮肤的敷料选择

使用医用黏胶产品前应考虑到可能引起皮肤水肿的潜在风险,除炎症、损伤或手术外,多种医疗环境下均可能发生水肿,如过敏反应、肝硬化、充血性心力衰竭、DVT、低蛋白血症、慢性肾病、烧伤、败血症和液体过多等,水肿风险高的患者应尽量选用具备一定弹性的背衬贴,避免造成压力性皮肤损伤。

(二) 医用黏胶用品使用注意事项

(1) 使用前确保局部清洁,剪去或剔除局部毛发,以免细菌滞留导致毛囊炎。

(2) 待消毒剂完全干后方可粘贴,洗必泰干燥时间为 30 s,碘酊干燥时间为 1.5—2 min。

(3) 避免张力性粘贴。

(4) 允许胶带或敷料拉伸(如在预期肿胀和运动的方向)。

(5) 压合黏胶剂之前,护士应先暖手,以增加黏胶剂的贴合度,利于塑形。

(6) 粘贴后,适当按压,抚平胶带或敷料。

(7) 手术切口部位粘贴敷料时,胶布粘贴方向应与伤口平行。

（三）医用黏胶用品使用操作手法

1. 医用黏胶用品的固定

（1）操作要点：无张力垂放，敷料中央对准穿刺点，贴膜区无菌、干燥。

（2）操作步骤：高举平台法（图4.17），抚平整块敷料，边撕边框边按压。粘贴后，须按压敷料背衬，以增加敷料与皮肤的接触面积，增强敷料的粘贴力。

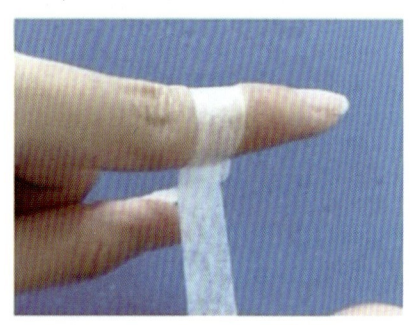 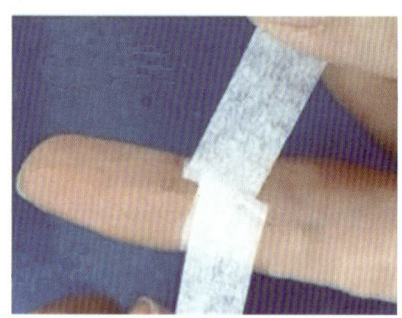

图4.17　高举平台法

2. 医用黏胶用品的移除

（1）0°角缓慢移除敷贴，180°角缓慢移除胶带，如图4.18所示。

（2）顺毛发生长方向移除。

（3）顺着移除方向适当绷紧皮肤。

（4）揭除困难时可以使用不含酒精的黏胶去除剂。

（5）移除后应去除多余黏胶。

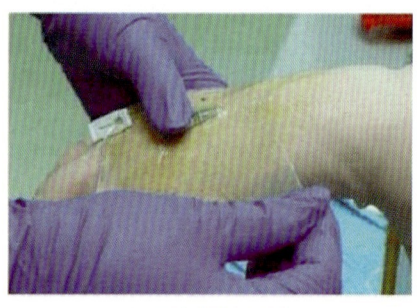 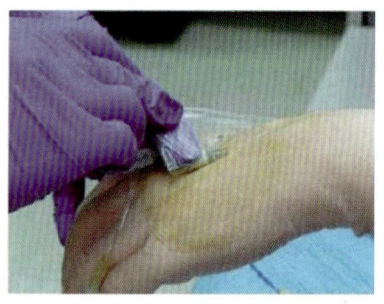

A. 0°角撕除手法　　　　　　　　　　B. 180°角撕除手法

图4.18　移除敷贴与胶带

（四）处理措施

（1）停用：立即停用相关医用黏胶产品。

（2）保护：使用皮肤保护剂，如液体敷料，在黏胶与皮肤之间形成一层保护膜。

（3）伤口处理：可参考皮肤撕裂伤的处理方法。

（4）预防：对高危患者进行彻底评估和鉴定、进行适当的皮肤准备、选择合适的医用黏胶产品、遵守黏胶产品使用和去除的规范是预防MARSI的关键。

第三节　褶皱性皮炎的临床表现及处理

一、概述

(一) 定义

皱褶性皮炎(intertriginous dermatitis,ITD)属于潮湿相关性皮炎中的一种,是指由于空气循环不足而导致水分滞留在皮肤褶皱处,使皮肤"粘"在一起,加之皮肤之间的相互摩擦而发生的皮肤损伤。

(二) 病因

皮肤屏障功能可以防止外部有害因素入侵,防止体内营养物质及水分的流失。皮肤过度暴露于潮湿环境中会损害皮肤屏障的完整性,容易使刺激物渗透到皮肤深层,提高皮肤的摩擦系数,使其易受摩擦或剪切力的损伤。蛋白水解酶会加重对皮肤屏障功能的损害,使刺激物更易进入皮肤深层;摩擦是最主要的外力;同时细菌定植也可以促进蛋白酶和脂肪酶等毒力因子的表达,加速组织损伤。

(三) 好发人群

肥胖者、糖尿病患者、免疫性疾病患者及生活不能自理者是好发人群,其中肥胖程度与ITD发生率呈正相关。常见的部位有腋窝、腹股沟、趾缝及女性的乳房下方等。

二、临床表现

在身体皱褶部位,如颈前、腋下、腹股沟、肛门等处,皮肤潮红充血、微肿,继而出现丘疹、大疱、糜烂、渗液,常因积液发生化学变化而有臭味,有时可因念珠菌感染而出现卫星状丘疹(图4.19),如继发细菌感染可有脓性分泌物并伴有灼痛。

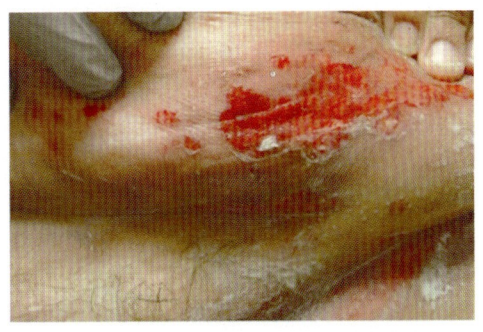

图 4.19　成人腹股沟处褶皱性皮炎

35

三、治疗与护理

(一) 避免局部皮肤潮湿

皮肤皱褶处宜用柔软、吸湿排汗面料的护理产品。临床实践中不推荐在皮肤皱褶间使用滑石粉、纱布或毛巾,因为不利于水分蒸发,且会增加对皮肤的摩擦。有研究显示,添加有机硅胶的高吸水性伤口敷料比其他高吸水性聚合物敷料治疗效果更好(图 4.20);也可以局部应用无菌纱布,以保持干燥。

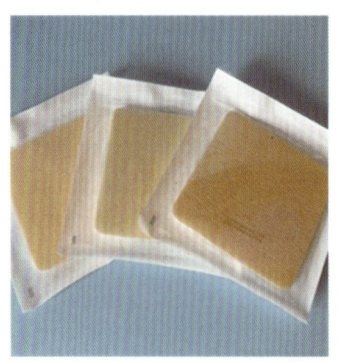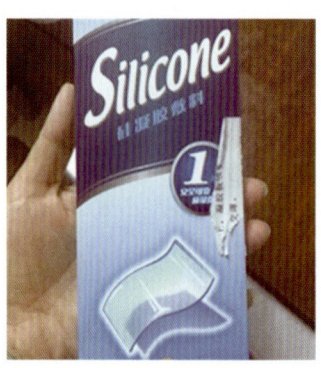

图 4.20　有机硅胶敷料

(二) 局部清洗

用生理盐水清洗后,再轻轻擦干并去除刺激性物质。不推荐将肥皂作为清洁产品,因其会改变皮肤 pH,损害皮肤屏障功能。免洗清洁剂、多功能清洁产品等性质温和,可以起到舒缓皮肤的作用,因其免清洗可以防止摩擦造成进一步的伤害。

(三) 皮肤保护剂

使用皮肤保护剂的主要目的是通过在皮肤上建立不渗透或半渗透的屏障来防止或减少水、化学及生物刺激物的渗透。相关的产品包括凡士林、氧化锌或硅酮基屏障软膏、成膜聚合物膜。护理时注意保护皮肤,不要用力推挤和提捏,以免皮肤裂开。

(四) 使用温和的产品

有机硅胶是一种新型的医疗黏胶剂,这种产品比其他类型的产品更温和,表面张力更低,可以减少皮肤损伤发生的风险。有研究表明硅胶材质对角质层造成的伤害最小,患者的疼痛感最轻。医护人员应该在每次更换敷料时对患者进行全面评估,对于皮肤脆弱者,尽量选用具有有机硅胶接触面的产品。

第四节　湿疹的临床表现及处理

一、概述

（一）定义

湿疹是由多种内、外因素引起的一种具有明显渗出倾向的皮肤炎症反应。湿疹的表现具有多样性，瘙痒剧烈，易反复发作。

（二）病因

湿疹的发病原因复杂，常由内因和外因相互作用引起。

1. 内因

慢性消化系统疾病、胃肠道功能性障碍、精神紧张、失眠、过度疲劳、情绪变化等精神改变、感染病灶、新陈代谢障碍和内分泌功能失调等。

2. 外因

外界刺激，如日光、寒冷、炎热、干燥、多汗、搔抓；日常生活用品，如化妆品、肥皂、人造纤维等亦可诱发湿疹。

二、临床表现

（一）手部湿疹

皮损多呈亚急性或慢性湿疹表现，常发生在手背、指端掌面，为边界不清的暗红斑，表面干燥粗糙，可有小丘疱疹及浸润肥厚，冬季常有皲裂。因双手经常接触外界各种刺激因子，故手部湿疹发病率高，病情顽固，难治，如图 4.21 所示。

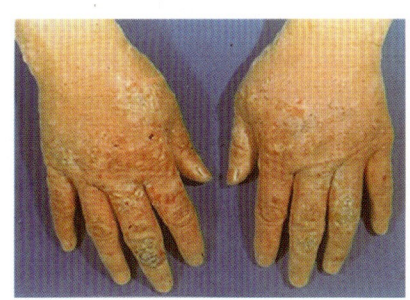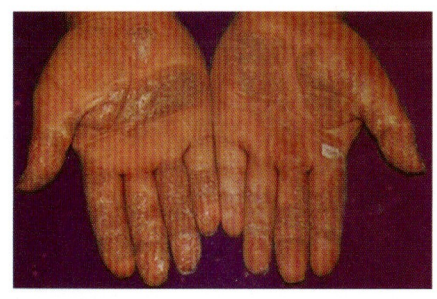

图 4.21　手部湿疹

(二) 外阴、阴囊和肛门湿疹

皮损多呈慢性湿疹症状,患处浸润肥厚,瘙痒剧烈,常因过度搔抓、热水烫洗而呈红肿、渗出和糜烂,病情易迁延不愈。

(三) 小腿湿疹

多发生于胫前或侧面,常对称,呈亚急性或慢性湿疹表现。发生于小腿内侧下部 1/3 处的慢性湿疹常继发于下肢静脉曲张,因静脉瘀血所致,故又称为淤积性皮炎。皮损呈局限性暗红斑,有密集的丘疹、丘疱疹、渗出、糜烂,继之皮肤变厚、色素沉着,久之在近踝部发生营养障碍性溃疡(图 4.22)。

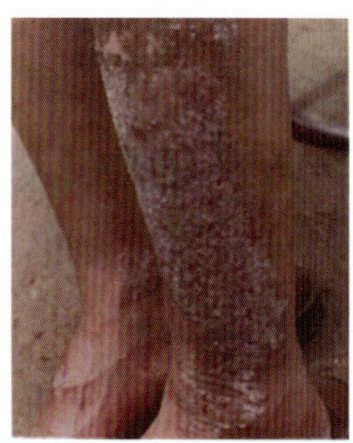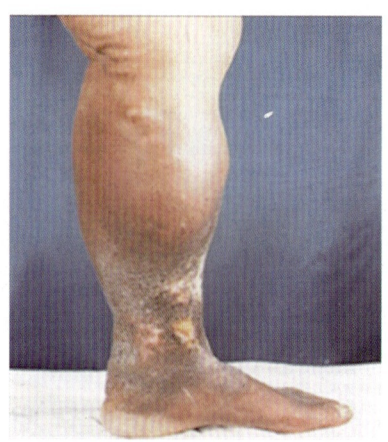

图 4.22 小腿下肢静脉溃疡合并湿疹

三、治疗与护理

(一) 病因治疗

尽量寻找病因,针对不同病因进行适当治疗。

(二) 药物治疗

(1) 出现红斑时,用粉剂、振荡剂或霜剂,如炉甘石洗剂、锌洗剂、炉甘石擦剂、锌霜等,可使用 5%煤焦油溶液、鱼石脂或氢化可的松等药物,也可加入薄荷脑及苯酚等止痒药。

(2) 出现水疱、糜烂及渗出时选用湿敷法,如硼酸溶液湿敷、醋酸铝溶液(复方硫酸铝溶液、布罗溶液)稀释后湿敷,每次 20—30 min,每天 3—4 次。其他湿敷剂,如 1∶5000—1∶10000 高锰酸钾溶液、2%—4%硼酸溶液(只用于较小范围)、1%—2%间苯二酚溶液等也可应用。

(3) 渗出液少而结痂的亚急性阶段,选用泥膏或霜剂。使用氧化锌油或氧化锌膏(如 1%氢化可的松、0.1%氟氢可的松、0.1%倍他米松、0.1%曲安西龙、0.025%氟轻松或 0.025%氟美松等皮质类固醇激素类乳剂或霜剂)、焦油类制剂(如黑豆馏油、糠馏油、煤焦油等乳剂、霜剂或泥膏），也可加入皮质类固醇激素类药物，有继发感染时可加入抗生素或氯碘羟喹。

（4）慢性湿疹用尿素乳膏、多赛平乳膏、布特膏，顽固者用他克莫司、吡美莫司，喜疗妥有去红的作用，涂药后用塑料薄膜覆盖患处，疗效往往较好。

（5）对于小片的慢性难愈湿疹尤其是伴随剧痒的钱币型湿疹，可用皮质类固醇激素类如曲安西龙混悬液注射于损害处，每周或数周一次。

（三）皮肤护理

保持清洁，每日温水清洗，避免各类刺激诱发或加重症状。

第五节　放射性皮炎的临床表现及处理

一、概述

（一）定义

各种类型的电离辐射包括微粒子波和电磁波，引起皮肤及其附件的任何肉眼可见的早期及晚期病变，均称为放射性皮炎。

（二）病因

一旦放射线照射的剂量超过了阈剂量，就会轻易引起皮肤局部发生炎症反应，如红斑、水肿等损害，而且常伴有灼热和刺痒感，还可引起脱屑或留下色素沉着。如果继续增加放射的剂量，则会引起渗出性反应，其症状为局部皮肤潮红、肿胀、起水疱等，还可逐渐形成浅表的糜烂面，严重者甚至会引起坏死性溃疡。

二、临床表现

多见于接受放疗的患者和放射工作人员。根据临床表现的不同可分为急性放射性皮炎和慢性放射性皮炎（图4.23）。

（一）急性放射性皮炎

急性放射性皮炎为短期内接受大剂量辐射所致，潜伏期短，一般为1—3周。其早期反应与热灼伤相似，常称为放射性烧伤，可分为3度。

1. Ⅰ度放射性皮炎

局限性水肿性红斑，边界清楚，常在暴露后6天出现，12天左右达到高峰，3—4周后消退，愈合后存在脱屑、色素沉着、暂时性脱毛。自觉灼热与瘙痒。

2. Ⅱ度放射性皮炎

局部红肿明显,有水疱形成,破溃后出现糜烂和结痂,经1—3个月痊愈,愈合后存在色素沉着或色素脱失、毛细血管扩张、皮肤萎缩、永久性毛发脱落及瘢痕。自觉明显灼热及疼痛。

3. Ⅲ度放射性皮炎

局部红肿,严重损害累及真皮深部以下,很快出现组织坏死,形成顽固性溃疡,自觉剧痛。愈合后存在萎缩性瘢痕色素沉着或色素脱失、毛细血管扩张、毛发消失等,部分皮损难以治愈甚至形成永久性溃疡,溃疡和瘢痕部位易发生癌变。

Ⅱ、Ⅲ度放射性皮炎可伴全身症状,如乏力、头痛、头晕、恶心、呕吐、出血等,可有白细胞减少及继发感染。

(二) 慢性放射性皮炎

慢性放射性皮炎为长期反复接受小剂量放射线辐射所致,也可由急性放射性皮炎转变而来。潜伏期数月至数十年不等。表现为皮肤干燥、萎缩,汗腺、皮脂腺分泌减少,皮下组织纤维化增厚,毛细血管扩张,色素沉着或减退,毛发稀疏、脱落,指甲出现条纹、变脆、脱落,严重时可出现顽固性溃疡和皮肤恶变。

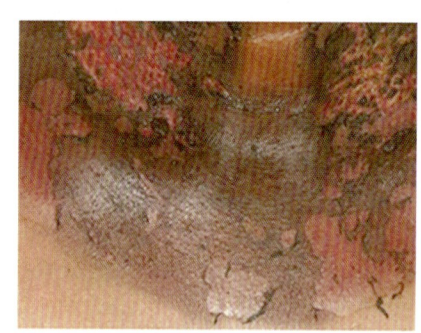 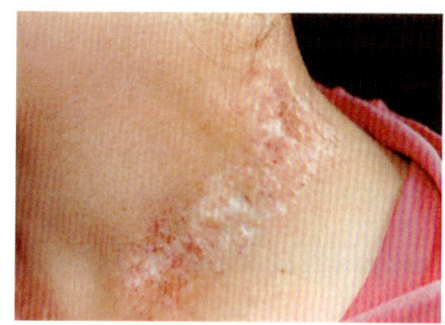

A. 急性　　　　　　　　　　　　　　　B. 慢性

图 4.23　放射性皮炎

三、治疗与护理

(一) 放射区皮肤护理

患者因放疗发生放射性皮炎是无法避免的,预防的目的是防止放射性皮炎由低级向高级发展,因此,在放疗开始前,应着重做好放疗健康教育,并贯穿放疗过程始终。

(1) Ⅰ度放射性皮炎不需要特殊处理,做好防护和健康教育即可,内容包括:注意避免机械性损伤,如搔抓、剃毛、摩擦、穿衣、使用胶布等带来的伤害;避免化学性损伤,如使用肥皂、剃毛剂、除臭剂等带来的损伤;避免温度性损伤,如避免太阳晒,避免过冷过热的刺激;避免接触金属物质,如氧化锌、铝糊、红汞等,局部不随便用药;保持局部清洁卫生,重视营养摄入。

40

（2）Ⅱ度放射性皮炎患者往往还要继续放疗，处理Ⅱ度放射性皮炎，目前来说，美皮康敷料是首选，它支持在湿润的环境下使用，有自黏性，不易伤害脆弱组织，容易取下，不会有敷料残留，不影响放疗效果。

（3）Ⅲ度放射性皮炎患者，通常会停止放疗，可以选用美皮康、保赫曼的片状水凝胶，德湿舒、施贵宝的水胶体多爱肤（标准型），康乐保的皮肤保护粉，施贵宝的亲水性纤维爱康肤，优格的优拓等敷料。告诉患者不可擅自取下敷料或自行用药，避免加重对伤口的损害。

（二）饮食及心理护理

饮食应保持清淡、易消化、高蛋白和高能量的特点，同时戒烟酒和忌辛辣食物，在日常生活中多饮水和多食水果蔬菜，从而更好地补充水分和维生素。

由于进行长时间的放疗，肿瘤患者的心理状态极易发生变化，其心理压力持续增加，医护人员应通过和患者的面对面交流和沟通，增加患者对医护人员的信任感，从而尽量消除患者的负面情绪，改善其心理状态。

第五章

常见理化因素所致伤口的临床表现及处理

第一节　热力烫伤的临床表现及处理

一、概述

热力烫伤是指由无火焰的高温液体(沸水、热油、钢水)、高温固体(烧热的金属等)或高温蒸气等所致的组织损伤。接触 70 ℃的温度持续 1 min,皮肤可能就会被烫伤;而皮肤接触近 60 ℃的温度持续 5 min 以上时,亦可造成烫伤,这种皮肤长时间接触高于体温的低热物体而造成的烫伤叫作低温烫伤。脊髓损伤或外周神经病变的患者,应警惕低温烫伤。

二、临床表现

(一) Ⅰ度烫伤

只损伤皮肤表层,局部轻度红、肿、热,无水疱,疼痛明显(图 5.1)。

(二) 浅Ⅱ度烫伤

真皮层损伤,表现为受伤处皮肤疼痛剧烈,感觉过敏,有水疱;水疱剥离后可见创面均匀发红、潮湿、明显水肿(图 5.2)。

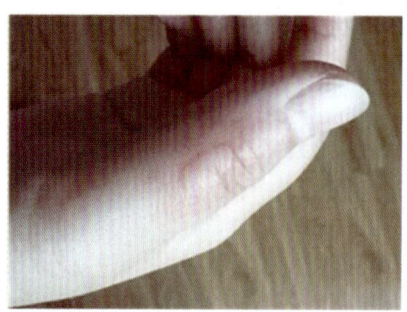

图 5.1　Ⅰ度烫伤

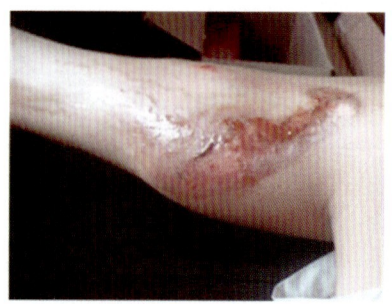

图 5.2　浅Ⅱ度烫伤

（三）深Ⅱ度烫伤

表现为受伤处皮肤痛觉较迟钝，可有或无水疱，基底苍白，间有红色斑点，拔毛时可感觉疼痛（图5.3）。

（四）Ⅲ度烫伤

皮肤感觉消失，无弹性，干燥，无水疱，呈蜡白、焦黄或碳化；拔毛时无疼痛，严重者甚至肌肉、骨骼都有损伤（图5.4）。

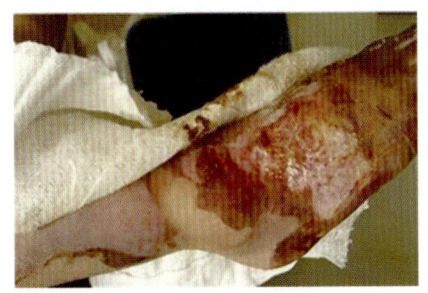

图5.3　深Ⅱ度烫伤

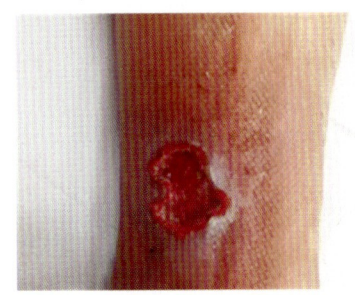

图5.4　Ⅲ度烫伤

三、治疗与护理

（一）避开热源

迅速避开热源，防止继续被烫伤。

（二）采取"冷散热"的措施

以冷水持续冲洗伤部，或将伤处置于盛冷水的容器中浸泡，时间以脱离冷源后疼痛显著减轻为标准。这样伤处可以迅速、彻底散热，使皮肤血管收缩，减少渗出和水肿，缓解疼痛，减少水疱形成，防止创面形成疤痕。烫伤范围过大时可全身浸泡冷水，若发生颤抖现象立即停止。

（三）创面处理

（1）将覆盖在伤处的衣裤剪开，避免烫伤加重；若粘连，不可强行去除，可边冲水边小心剪开。

（2）创面避免使用红药水等有色药液涂抹，以免影响判断；禁用牙膏等乱敷，防止感染。

（3）冷却后，用干净纱布轻轻覆盖烫伤部位；若有水疱直径大于0.5 cm，不可压破，可在低位用消毒针头刺破；转运时创面应以消毒敷料或干净衣被遮盖保护。

（4）烫伤创面可用生理盐水彻底冲洗后涂抹磺胺嘧啶糊剂或霜剂，或应用新型敷料胶原（美皮康或美皮贴）覆盖，避免再次损伤。

(5)暴露疗法：单间隔离，病室清洁，温度控制在 25—30 ℃，湿度控制在 70%，随时采用无菌吸水敷料或棉签拭去渗液，给予灯烤或热风，促进创面干燥。

（四）注意事项

表皮破损者，不能用生冷水冲洗或浸泡伤口，否则会引起肌肤溃烂，加重伤势，大大增加疤痕的概率。严重烫伤者，在转送途中可能会出现呼吸心跳停止，应立即予心肺复苏。伤员烦渴时，可饮用少量的热茶水或淡盐水，禁止短时间内饮服大量温水，否则可导致脑水肿。发生低温烫伤处理原则如上，但低温烫伤会伤及肌肤深部，治疗时间加长，治疗难度大。创面深且严重的低温烫伤，通过局部换药很难治愈，必要时接受外科治疗，依烫伤的程度须采用手术方法把坏死组织切除。

第二节　化学烧伤的临床表现及处理

一、概述

化学烧伤的损害程度与化学品的性质、剂量、浓度、物理状态（固态、液态、气态）、接触时间和接触面积大小、当时的急救措施等密切相关。化学烧伤的死亡率明显高于一般烧伤。化学物质对局部组织的损伤作用主要是使细胞脱水和蛋白质变性，有些物质产热而加重烧伤。化学烧伤不同于一般的热力烧伤，化学烧伤的致伤因子与皮肤接触时间往往较热烧伤长，因此某些化学烧伤可以对局部深部组织造成进行性损害，甚至通过创面等途径的吸收，导致全身多脏器损害。化学物质对局部组织的损害有氧化作用、还原作用、腐蚀作用、脱水作用及起疱作用等。这是由化学物质的性质所决定的，同一化学物质可同时存在以上多种作用。

二、临床表现

在受到以下化学物质灼伤后，若创面起水疱，均不宜把水疱挑破。

（一）酸烧伤的临床表现

其特点是使组织脱水，蛋白沉淀、凝固，故烧伤后创面迅速成痂，界限清楚，因此限制了继续向深部侵蚀。常见的有硫酸、盐酸、硝酸烧伤，另还有氢氟酸、石炭酸、草酸烧伤等。

1. 硫酸、盐酸、硝酸烧伤

硫酸、盐酸、硝酸烧伤发生率较高，占酸烧伤的 80.6%。硫酸烧伤（图 5.5）创面呈黑色或棕黑色，盐酸烧伤为黄色，硝酸烧伤为黄棕色。此外，颜色改变与创面深浅也有关系，潮红色最浅，灰色、棕黄色或黑色较深。酸烧伤后由于痂皮掩盖，早期对深度的判断较一般烧伤困难，不能因无水疱即判为深度烧伤。硫酸、盐酸、硝酸在液态时可引起皮肤烧伤，气态时吸入可致吸入性损伤。三种酸相比较,在同样浓度下,液态时硫酸作用最强;气态时硝酸作用最强,气态硝酸吸入后,数小时即可出现肺水肿。

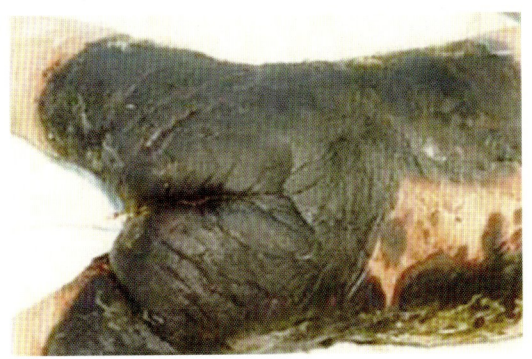

图 5.5　硫酸烧伤

2. 氢氟酸烧伤

氢氟酸是氟化氢的水溶液,无色透明,具有强烈腐蚀性,并具有溶解脂肪和脱钙的作用。被氢氟酸烧伤后,创面起初可能只有红斑或皮革样焦痂,随后即发生坏死,向四周及深部组织侵蚀,可伤及骨骼使之坏死,形成难以愈合的溃疡,伤员疼痛感较强(图 5.6)。

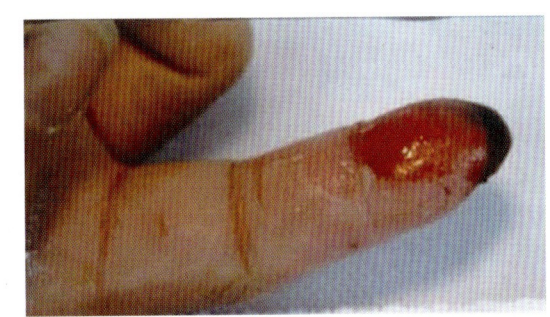

图 5.6　氢氟酸烧伤第三天

3. 石炭酸烧伤

石炭酸吸收后主要对肾脏产生损害,其腐蚀性、穿透性均较强,对组织有进行性浸润损害。

4. 草酸烧伤

皮肤、黏膜接触草酸后易形成粉白色顽固性溃烂,且草酸与钙结合使血钙降低。

(二) 碱烧伤的临床表现

临床上常见的碱烧伤有苛性碱(氢氧化钠与氢氧化钾)、石灰及氨水烧伤等,其发生率较酸烧伤高。碱烧伤的特点是与组织蛋白结合,形成碱性蛋白化合物,易于溶解,进一步使创面加深,皂化脂肪组织,使细胞脱水而致死,并产热加重损伤。因此,它造成的损伤比酸烧伤严重(图 5.7)。

1. 苛性碱烧伤

苛性碱具有强烈的腐蚀性和刺激性。其烧伤后创面呈黏滑或皂状焦痂,色潮红,疼痛剧

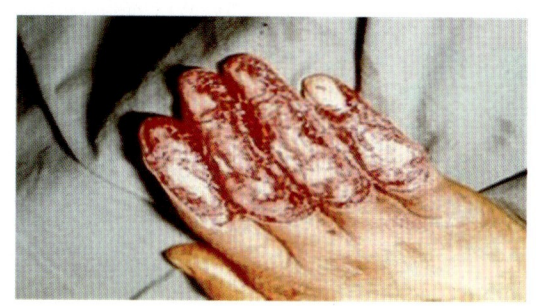

图 5.7　碱烧伤

烈,创面组织脱落后,创面凹陷,边缘潜行,往往经久不愈。

2. 石灰烧伤

生石灰(氧化钙)与水生成氢氧化钙(熟石灰),并释放出大量的热。石灰烧伤时创面较干燥,呈褐色。

3. 氨水烧伤

氨水极易挥发释放氨,具有刺激性,吸入后可发生喉痉挛、喉头水肿、肺水肿等吸入性损伤。氨水接触之创面烧伤程度浅者有水疱,烧伤程度深者干燥,呈黑色皮革样焦痂。

(三) 磷烧伤的临床表现

磷烧伤在化学烧伤中危险程度居第三位,仅次于碱、酸烧伤,除磷遇空气燃烧可致伤外,还由于磷氧化后生成五氧化二磷,其对细胞有脱水和夺氧作用。五氧化二磷遇水后生成磷酸并在反应过程中产热使创面继续加深。磷及磷化物经创面和黏膜吸入可引起磷中毒。磷系原生质毒,能抑制细胞的氧化过程。磷烧伤创面多较深,可伤及骨骼,创面呈棕褐色,Ⅲ度烧伤创面暴露时可呈青铜色或黑色。

三、治疗与护理

(一) 酸烧伤

(1)硫酸烧伤后应立即用纸或布轻轻沾去残留酸,切忌擦破皮肤,然后用大量水冲洗;盐酸、硝酸可立即用水冲洗。冲洗后,可用5%碳酸氢钠溶液或氧化镁、肥皂水等中和留在皮肤上的氢离子;中和后,仍继续冲洗。创面采用暴露疗法,若确定为Ⅲ度烧伤,应早期切痂植皮。吸入性损伤按其护理常规处理。

(2)被氢氟酸烧伤后,关键在于早期处理,应立即用大量流动水冲洗至少半小时,冲洗后创面可涂氧化镁甘油(1:2)软膏,或用饱和氯化钙或25%硫酸镁溶液浸泡,使表面残余的氢氟酸沉淀为氟化钙或氟化镁,忌用氨水,以免形成有腐蚀性的二氟化铵(氟化氢铵)。如疼痛较剧,用5%—10%葡萄糖酸钙加入1%普鲁卡因内行皮下及创周浸润,以减轻进行性损害。另外,皮质激素对氢氟酸也有一定效果。若创面有水疱,应予除去。烧伤波及甲下时,应拔除指(趾)甲。Ⅲ度烧伤创面应早期切痂植皮。

（3）石炭酸烧伤后首先用大量流动冷水冲洗，然后再用 70％酒精冲洗或包扎。深度创面应早期切痂或削痂。

（4）处理草酸烧伤时，在用大量冷水冲洗的同时，局部及全身应及时应用钙剂。

（二）碱烧伤

（1）苛性碱烧伤处理的关键在于早期及时以流动冷水冲洗，冲洗时间要长，不主张用中和剂。深度创面亦应早期切痂，对坏组织自然脱落形成肉芽创面者，在肉芽创面上以 1％枸橼酸溶液湿敷 24 h 可降低 pH，提高植皮成活率。

（2）石灰烧伤后在用水冲洗创面前应将石灰粉末擦拭干净，以免产热加重创面。

（3）氨水烧伤创面处理同一般碱烧伤，对伴有吸入性损伤者，应按吸入性损伤原则处理。

（三）磷烧伤

被磷烧伤后，应立即用 1％硫酸铜清洗形成黑色磷化铜，便于清除，然后再用清水冲洗或浸泡于水中。硫酸铜的用量以创面不产生白烟为度。创面上残余的磷化铜应用镊子仔细清除，再用清水冲洗后，用 5％的碳酸氢钠溶液湿敷，以中和磷酸，4—6 h 后改为包扎，但严禁用油质敷料。深度创面应尽早切痂植皮，磷烧伤后应注意保护内脏功能。

（四）氰化物烧伤

局部创面应先用大量流动清水冲洗，然后用 0.01％高锰酸钾冲洗，再用 5％硫代硫酸钠冲洗。

（五）氧化锌及硝酸银烧伤

先用清水冲洗，再用小苏打水洗涤。

（六）三氯化砷烧伤

先用水冲洗，再用 25％氯化铵溶液湿敷，最后涂 2％二巯基丙醇软膏。

（七）农药(有机磷、有机氯)烧伤

立即用小苏打水或肥皂水洗涤，再用清水冲洗。但敌百虫禁用上述碱性溶液处理，因敌百虫遇碱后毒性反应增大。

第三节　冻伤的临床表现及处理

一、概述

（一）定义

冻伤为组织细胞冷冻所致的损伤，组织细胞内或细胞间形成冰晶，红细胞和血小板凝集阻塞毛细血管，引起缺血性损害。血管将收缩以减少皮肤及周围组织的散热。很多损害发生于复温时（再灌注损伤）。

（二）危险因素

（1）寒冷的气候。

（2）鞋袜过紧、长时间站立不动及长时间浸在水中均可使局部血液循环发生障碍，热量减少，导致冻伤。

（3）疲劳、虚弱、紧张、饥饿、失血及创伤等均可减弱人体对外界温度变化调节和适应能力，使局部热量减少导致冻伤。

二、临床表现

受累区冷而发硬及发白，无感觉。当温暖时，转为斑状，发红、肿胀、疼痛，在4—6 h内形成水疱。若水疱充满清亮的血清并且位于远区的手指，则表明表浅损害；若水疱内充满血液并且位于近端，则表明深部损害并且有组织坏死。表浅损害愈合后不存在组织丧失，深部组织冷冻可引起干性坏疽，在健康组织上盖有黑色硬壳。灰色水肿、软性的湿性坏疽发生较少见，组织坏死的深度取决于冷冻的期限和深度。各种程度的冻伤都可产生长期症状：如对寒冷过敏、出汗过多、断层指甲生长和麻木。

根据冻伤程度临床分为4度：

（一）Ⅰ度冻伤

程度最轻，即常见的"冻疮"，受损在表皮层，受冻部位皮肤红肿充血，自觉热、痒、灼痛，症状数日后消失，愈后除有表皮脱落外，不留瘢痕（图5.8）。

（二）Ⅱ度冻伤

伤及真皮浅层，伤后除红肿外，伴有水疱，疱内可为血性液，深部可出现水肿、剧痛，皮肤感觉迟钝（图5.9）。

（三）Ⅲ度冻伤

伤及皮肤全层，出现黑色或紫褐色，痛感觉丧失，伤后不易愈合，除遗有瘢痕外，可有长期感觉过敏或疼痛（图 5.10）。

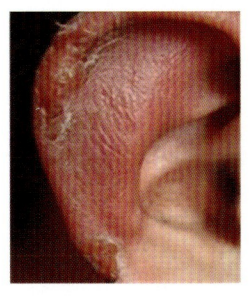
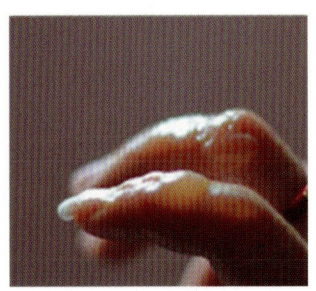
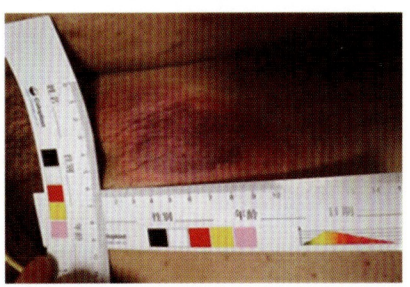

图 5.8　Ⅰ度冻伤　　　　　图 5.9　Ⅱ度冻伤　　　　图 5.10　腹股沟处Ⅲ度冻伤

（四）Ⅳ度冻伤

伤及皮肤、皮下组织、肌肉甚至骨头，可出现坏死、感觉丧失，愈后可有瘢痕形成。

三、治疗与护理

（一）脱离寒冷环境

迅速脱离寒冷环境，防止继续受冻。

（二）尽早快速复温

冻伤的早期治疗包括用衣物或用温热的手覆盖受冻的部位或其他身体表面使之保持适当温度，以维持足够的血供。需要快速水浴复温，水浴温度应为 37—43 ℃，适用于各种冻伤。

（三）局部涂敷冻伤膏

忌用冰块擦拭冻僵的肢体、干热或缓慢复温，这会进一步损伤组织。对受伤部位的任何摩擦都是禁止的。

（四）改善局部微循环

抗休克、抗感染和保暖；伴有冻伤的低体温患者，最重要的是肢体复温以前先完成体液复苏和恢复核心体温，以预防突然出现的低血压和休克。须应用抗菌药物以预防感染，并及时免疫注射破伤风抗毒素。恢复过程将长达数月。

（五）手术治疗

应尽量减少伤残，最大限度地保留尚有存活能力的肢体。但对于侵袭近端指/趾骨、腕

49

骨或跗骨的损伤,有可能需要截肢。

此外,Ⅱ、Ⅲ度冻伤未能分清者按Ⅲ度冻伤治疗。

第四节　皮肤撕裂伤的临床表现及处理

一、概述

(一) 定义

皮肤撕裂伤是指由机械外力造成的创伤性伤口,包括去除黏胶时造成的伤口,严重程度可因撕裂深度而异。

(二) 特点

皮肤撕裂伤可见于全身各处皮肤,以四肢尤其是双上肢最为常见。皮肤撕裂伤是皮肤创伤性外伤,这种撕裂可能会由于剪切和摩擦或钝伤,造成表皮从真皮分离(部分深度的伤口)或表皮及真皮与皮肤基底组织结构分离(全层深度伤口)。皮肤的撕裂可能造成严重和复杂的伤口,其并发症如感染或血管受损状态可增加发病或死亡风险。

(三) 风险因素

1. 年龄因素

老年人、婴幼儿及新生儿是皮肤撕裂伤高发人群。

2. 活动能力因素

包括患者日常生活活动、改变体位、跌倒。

3. 营养因素

充足的营养和水分能够促进机体组织保持活性,增强皮肤的弹性和韧性,能够降低皮肤撕裂伤的发生风险。

4. 医用黏性敷料因素

若医用敷料使用或移除技巧不合适,则皮肤层会随着敷料移除而分离,产生皮肤撕裂伤。

5. 组织水肿

老年患者合并组织水肿时,会大大增加皮肤撕裂伤的风险。

(四) 分类

1. 简单撕裂伤

简单撕裂伤属急性伤口,愈合时间在 4 周以内。

2. 复杂撕裂伤

复杂撕裂伤属慢性伤口,愈合时间超过 4 周。常见于老年人、婴幼儿和新生儿以及既往有慢性或者严重的疾病,包括慢性心脏病、肾衰竭、脑血管意外的患者。

二、临床表现

根据 ISTAP 分级,皮肤撕裂伤的临床表现如下:

(一) 1 型

无皮肤缺损,存在线性或皮瓣型撕裂伤,皮瓣可完全复位,覆盖伤口床(图 5.11)。

(二) 2 型

部分皮瓣缺损,皮瓣可以部分复位,覆盖部分伤口床(图 5.12)。

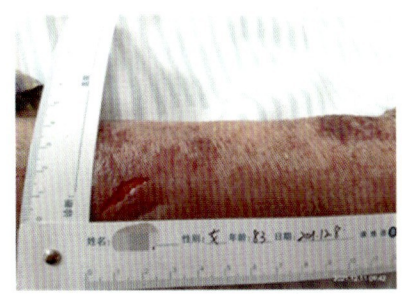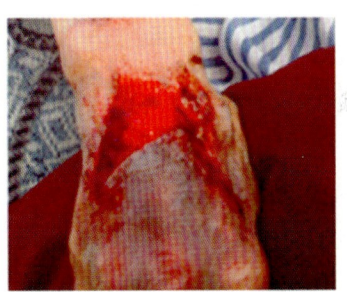

图 5.11　1 型皮肤撕裂伤　　　　图 5.12　2 型皮肤撕裂伤

(三) 3 型

全部皮瓣缺损,整个伤口床暴露(图 5.13)。

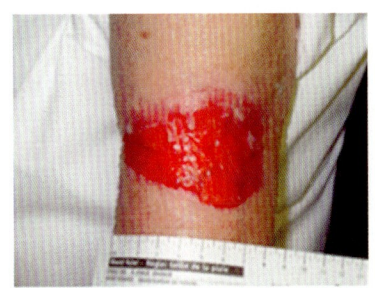

图 5.13　3 型皮肤撕裂伤

其他分级详见本书附录七。

51

三、治疗与护理

（一）撕裂伤口评估

准确评估皮肤撕裂的解剖位置、持续时间以及尺寸（长度、宽度、深度），伤口床特征和活性/非活性组织百分比，渗出液的性状和量，出血或血肿情况，皮瓣坏死程度，周围皮肤的完整性，感染的体征和症状，相关的疼痛情况。

（二）撕裂伤口处理

1. 处理原则

伤口处理的主要目标是保持皮瓣和周围组织，尽量覆盖损伤的边缘，伤口无需过度展开，以减少感染的危险和进一步伤害。

2. 处理方法

（1）控制出血（止血），如果情况允许，增加压力并提高肢体水平高度。

（2）清洁伤口，用温生理盐水或水灌洗伤口，清除残留血肿或碎片。

（3）伤口周围的皮肤，用纱布轻轻拭干，以免触碰伤口部位。

（4）如果皮瓣有活性的，使用钳子或镊子，轻轻地将皮瓣放回原位，将皮瓣作为一个"敷料"使用。如果皮瓣难以对齐伤口，考虑使用润湿的无菌纱布覆盖在皮瓣上 5—10 min，以湿润皮瓣。不会造成伤口粘黏的网格纱布敷料是更优的选择。

（5）采用一种皮肤屏障产品以适当地保护伤口周围的皮肤。选择易于吸收、贴合性好的泡沫敷料、藻酸盐敷料或水胶体敷料等覆盖伤口，不宜使用纱布或者胶带等。

（6）当合并肢体水肿时，应予以抬高肢体，局部予以酌情加压包扎，以免伤口渗液过多导致伤口愈合延迟或感染加重。

（7）将皮肤撕裂分类，评估伤口，并记录结果。

图 5.14 展示的是前臂皮肤撕裂伤处理过程。

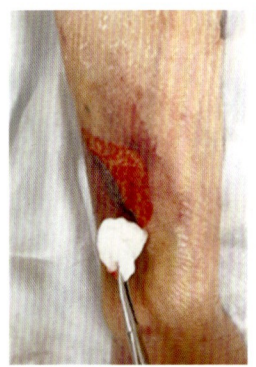 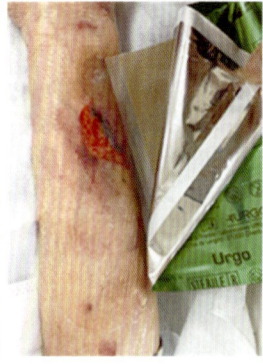 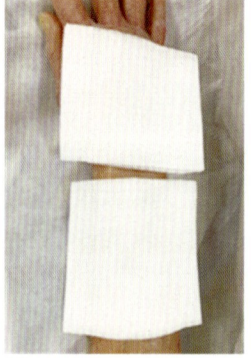 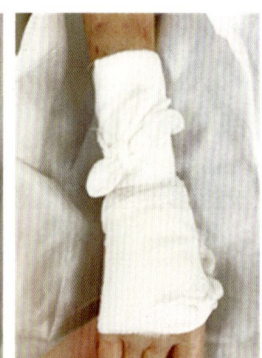

图 5.14　前臂皮肤撕裂伤处理过程

第五节　皮肤撕脱伤的临床表现及处理

一、概述

(一) 定义

皮肤撕脱伤是指各种外力使皮下组织与肌肉深筋膜之间撕脱分离,形成弃腔样改变或造成皮肤破裂撕脱。皮肤撕脱伤常常伴有骨折,神经血管、肌腱、肌肉软组织损伤等,往往情况紧急及合并其他身体部位损伤,多见于生产工作过程中操作失误及车祸伤。

(二) 病因

(1) 头皮撕脱多由于头发被卷进高速运转的机器中所致头皮大片自帽状腱膜下撕脱。

(2) 手及上肢皮肤撕脱伤多发生于工人操作机器不慎,手指或全手至上肢被卷入滚轴机中碾压撕脱所致(图5.15)。

(3) 下肢大面积撕脱伤绝大多数是车轮碾压损伤。

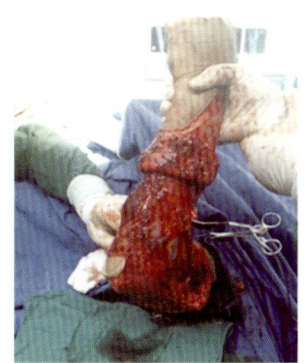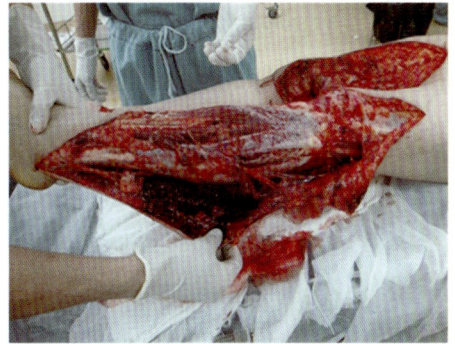

图5.15　皮肤撕脱伤

二、临床表现

(一) 皮肤片状撕脱

头部皮肤自帽状腱膜下撕脱,有时整个头皮甚至额肌、颞肌、骨膜一起撕脱,颅骨外露。手部撕脱伤者,手及上肢皮肤撕脱,肌肉、肌腱、神经、血管、骨及关节可有损伤。

(二) 肢体肿胀

撕脱部位可以出现组织局部充血、肿胀,尤其是并发感染时可以出现红、肿等症状。

(三) 皮肤颜色改变

撕脱皮肤可捏起，有松动感，颜色可为苍白或发紫。

(四) 其他症状

部分患者合并感染可出现体温升高，头部撕脱患者可有头部感觉迟钝。

三、治疗与护理

(一) 治疗原则：先抢救再处理

在处理大面积皮肤撕脱伤之前，首先要做好患者生命的抢救工作，待患者生命体征平稳后，再处理局部的皮肤撕脱。应避免皮肤坏死、感染，大面积皮肤撕脱伤若能及时正确处理，多能获得较好的恢复。

(二) 药物治疗

术后常规使用抗生素进行抗感染治疗，若患者出现感染渗出，则需要对其进行分泌物培养，以便于选择有针对性的抗生素。术后给予甘露醇静滴，消除局部肿胀。

(三) 彻底清创

预防感染是创面顺利愈合的基础与关键，特别是对于巨大的逆行撕脱的皮肤和套状撕脱的皮肤，不管当时临床印象如何，也不可直接缝回原处，将其切除另行植皮是比较安全可靠的，否则尽管当时似乎血运尚可，缝合后终因静脉回流不能重建而造成瘀血坏死。此外，对于受皮区创面亦必须清除一切挫伤失活组织，并做好止血处理，为一期植皮闭合创面奠定良好的基础。

(四) 手术治疗

对于皮肤全部撕脱或带蒂窄且污染严重的皮肤，可将其取下后，打薄覆盖，缝合。最大限度保留原有肢体的感觉功能。在撕脱皮肤已严重污染损坏且失去活性的情况下，可采用自体全厚筛状皮片移植或皮瓣移植术，打孔后覆盖植皮。

(五) 持续冲洗加负压封闭引流

为提高撕脱皮肤的植皮存活率，临床多采用将脱套皮肤打薄成全厚皮或刃厚皮等方式进行原位植皮。植皮结束后采用持续负压吸引冲洗（详见第九章第五节），可提高患者的生活质量，且技术简单易行，利于基层医疗单位推广使用。

第六节　大面积擦伤的临床表现及处理

一、概述

(一)定义

大面积擦伤是指钝性致伤物与大片皮肤表皮层摩擦而造成的以大面积表皮剥脱为主要改变的损伤,又称表皮剥脱,是开放伤中最轻的一类创伤。擦伤除伤及表皮外,也可伤及真皮层。擦伤可单独存在,亦可与挫伤、挫裂伤、枪弹创伤甚至砍伤等并存。

(二)病因

大面积擦伤多因钝器打击、坠落、交通事故等情况造成。

二、临床表现

大面积擦伤表现为大面积表皮剥脱、血痕、渗血或出血斑点(图 5.16),继而可出现轻度炎症反应,局部会有红肿和疼痛。通常伤口自愈的过程是:3—6 h 擦伤面渗液开始干燥;12—24 h 开始形成淡黄褐色痂皮,以后逐渐变为深褐色;3 天左右周围正常表皮再生,逐渐覆盖创面,随后痂皮从周边开始剥离、脱落;5—7 天后完全愈合,痂皮完全脱落。根据擦伤面积大小的不同,愈合的周期有所不同。

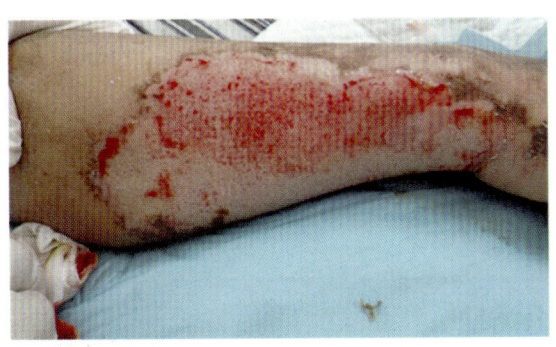

图 5.16　前臂大面积擦伤

三、治疗与护理

（一）伤口评估

（1）观察受伤的部位面积、深度，有无出血或凝血障碍。

（2）观察伤口的污染情况以及伤口内有无异物留存。

（3）全面检查并详细记录擦伤的大小、部位及形态特征。

（二）创面处理

（1）首先应立即用清水或者无菌生理盐水将伤口上的污垢、泥土等冲洗干净，如出血较多，可用棉签、纱布等压在伤口上数分钟。

（2）待不出血时，可以用碘伏涂于伤口处，起到消毒和收缩伤口的作用。

（3）如果不是过深的伤口，切记不要包扎、覆盖。暴露伤口更有利于伤口愈合，并注意暂时不要沾水。

（4）若发现伤口处有清亮液体渗出，可用理疗灯或者红外线灯每天烤 10 min 左右，一般 3—5 天即可结痂愈合。

第七节　特殊动物蜇伤、咬伤的临床表现及处理

一、蜂蜇伤

（一）概述

1. 定义

蜂蜇伤是指被蜂尾蜇伤，毒液注入人体，或伴刺留皮内所致的局部出现红肿刺痛，甚至有头晕、恶心等症状的中毒性疾病。

2. 发病机制

蜜蜂毒液一般为酸性，但黄蜂（图 5.17）毒液为碱性，比蜜蜂毒性更强。蜂毒含组胺、5-羟色胺、透明质酸酶、磷脂酶 A、胆碱酯酶等蛋白酶类、致敏物质、缓激肽和血清素等，造成神经毒、心血管毒、溶血毒、肌溶解、凝血障碍等毒性反应，可引起局部及全身症状，并可引起过敏反应和多器官功能障碍综合征（MODS）。

（二）临床表现

1. 全身皮肤中毒反应

被多数蜂蜇，可产生大面积肿胀、瘙痒、红斑、荨麻疹、血管神经性水肿，偶可引起组织坏

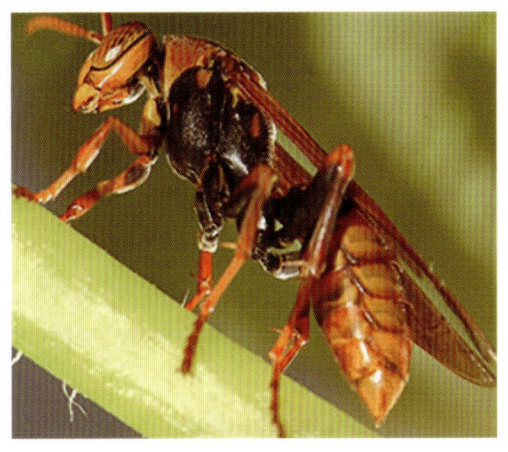

图 5.17　黄蜂

死(图 5.18)。

2. 局部皮肤毒性反应

局部皮肤红肿、疼痛、瘙痒(图 5.19),蜂刺部位可发生中心性坏死、化脓,直径通常小于 10 cm,严重者可超过 10 cm,24 h 内极易进展,可持续数天。

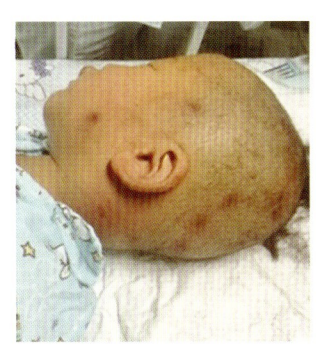

图 5.18　头部蜂蜇伤

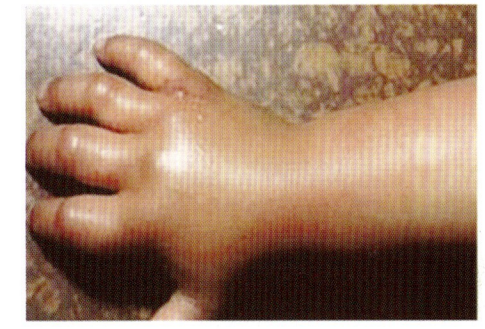

图 5.19　局部皮肤红肿

(三) 治疗与护理

1. 观察病情

出现病情变化及并发症时,配合医师进行对症处理。

2. 创面处理

(1) 暴露创面,不宜包扎。

(2) 立即找到蜂针并拔出。

(3) 以拔火罐的方式吸出毒汁,用肥皂水洗涤。

(4) 局部用季德胜蛇药片(图 5.20)加温水调和后外涂,也可局部湿敷。遵医嘱给予糖皮质激素及抗过敏药。

(5) 注意创面的变化情况,及时记录。

3. 全身治疗处理

包括抗休克、抢救、血液净化清除体内毒物等对症治疗。

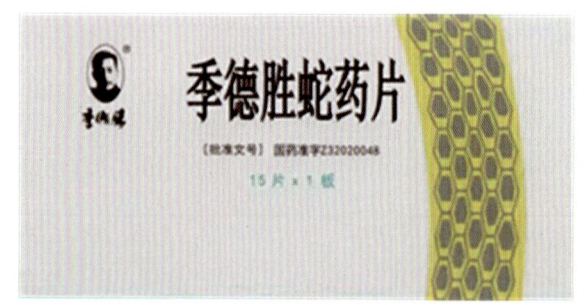

图 5.20　季德胜蛇药片

二、蛇咬伤

(一) 概述

1. 定义

蛇咬伤(snakebite)是指蛇牙咬入了肉体,特别是指被由蛇牙或蛇牙附近其他位置分泌毒液的蛇咬入肉体后所造成的伤口。

2. 发病机制

毒蛇主要经中空的大牙向被咬对象注入毒液,毒液沿毒腺导管从大牙注入咬伤部位,经淋巴管和静脉系统吸收。蛇毒毒性组分由酶、多肽、糖蛋白和金属离子等组成,其中毒性蛋白质达数十种,蛋白类占蛇毒总量的 95% 以上。蛇毒可对机体神经系统、血液系统、肌肉组织、循环系统、泌尿系统、内分泌系统、消化系统等产生损害作用。其毒性大体上可分为神经毒和血液毒两类。

(二) 临床表现

1. 全身表现

(1) 神经毒:这种毒主要损害神经系统,引起轻重不同的神经症状,如局部或全身有麻木感,四肢瘫软无力,视、听觉失常,呼吸困难,昏睡等。患者死亡多因呼吸中枢麻痹。

(2) 血液毒:这种毒主要损害血液循环系统,引起血液、血管、心脏发生轻重不同的病变,如局部肿胀、发疱、出血甚至全身出血,皮下发生瘀斑,有的甚至周身青紫或发黄。其死亡多因心力衰竭或血管中形成血栓,阻塞重要器官的血液供应所致。

2. 局部表现

毒蛇咬伤局部可见呈".."状分布的毒牙咬痕,亦有呈"::"形(图 5.21),除毒牙痕外,还出现副毒牙痕迹的分布形状;而有两排整齐深浅一致的牙痕多属无毒蛇咬伤(图 5.22)。

神经毒类毒蛇咬伤的局部症状不明显,无红、肿、痛、出血等,或初期仅有轻微的痛、肿和麻痒感,牙痕小且不渗液,容易被临床医师忽视或轻视。

血液毒素类毒蛇咬伤致局部出现明显的肿胀、疼痛、瘀斑,轻者血自牙痕或伤口处流出难以凝固,严重者可引起伤口流血不止。细胞毒类毒蛇咬伤主要导致局部剧痛、红肿、水疱和皮肤、软组织坏死,而眼镜蛇、五步蛇则极易产生潜行性皮下组织坏死。

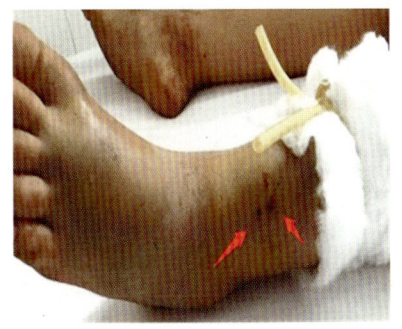

图 5.21　蛇咬伤

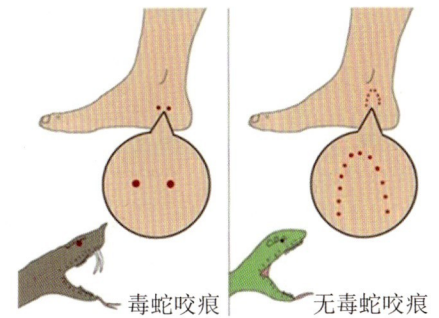

毒蛇咬痕　　无毒蛇咬痕

图 5.22　毒蛇与无毒蛇咬痕的区别

(三) 治疗与护理

1. 急救治疗

急救处理的原则是迅速清除和破坏局部毒液,减缓毒液吸收速度,尽快送患者去医院。有条件时应迅速负压吸出局部蛇毒。

2. 伤口处理

可选用 1∶5000 高锰酸钾溶液、3%过氧化氢、生理盐水冲洗,冲洗后可行局部温敷。冲洗时可用负压吸引,还可做局部皮肤切开排毒。伤口深且污染者,或伤口组织有坏死时,应及时切开清创,伤口扩大后,仍可用各种药物进行局部冲洗。

3. 局部解毒

胰蛋白酶用普鲁卡因稀释,在伤口及周围皮下进行浸润注射或环形封闭,宜早用,并可酌情重复使用,可用糜蛋白酶代替胰蛋白酶。

依地酸钙钠能与蛇毒蛋白水解酶中的金属离子螯合,可尽早用 25 mL 2%～5%的依地酸钠注射液冲洗伤口,或加 1%普鲁卡因做伤口及周围皮下浸润注射。

4. 抗蛇毒血清

抗蛇毒血清系首选特效解毒药,能中和蛇毒,应及早或在进行伤口处理时运用,剂量要足,要求在毒蛇咬伤后 24 h 内应用,如患者病情进行性加重,应重复应用抗蛇毒血清。

5. 护理要点

密切观察患者生命体征,注意卧床休息,早期避免运动。伤口剧痛的患者,可酌情给予镇痛药,定期给伤口更换敷料,避免伤口感染。遵医嘱给予全身支持,如气管切开、机械通气或血液净化治疗等。

三、蜱虫咬伤

(一) 概述

蜱(图 5.23)不仅叮咬动物和人吸吮血液,而且是螺旋体、立克次体、病毒、细菌感染的媒

59

介,能引发多种蜱媒疾病。蜱可在体表停留一至数日,白天或夜间吸血时将螯肢和口下板同时刺入宿主皮内,口器可牢牢固定在皮肤上,强行拔除易将假头断折于皮内。在患者体表皮肤上有虫体停留是蜱虫咬伤患者的典型表现(图 5.24)。

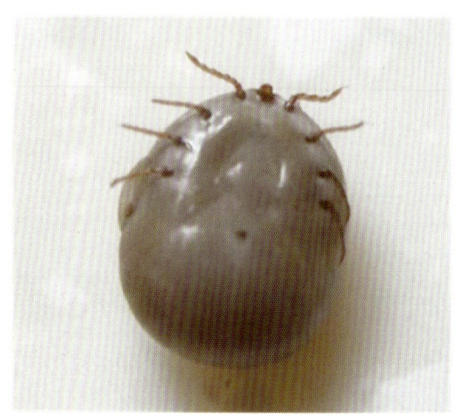

图 5.23　蜱虫

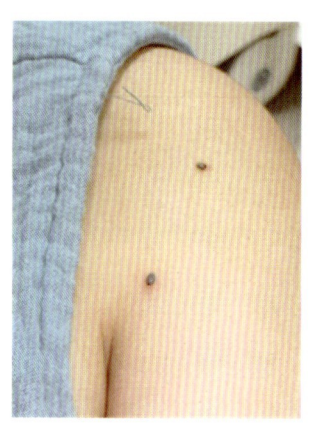

图 5.24　蜱虫叮咬人

(二) 临床表现

1. 皮肤表现

(1) 蜱叮咬后其唾液中的各种物质刺激人体皮肤引起局部红肿,伴有发痒情况,通常在数小时内逐渐消退,多在 1 周后消失。

(2) 部分人群可出现丘疹或环形红斑,散发在颈部、胸部、四肢部位,以叮咬处为中心。危重患者叮咬部位出现丘疹、斑丘疹情况,并在斑状、丘疹基础上有明显的渗出。

(3) 携带螺旋体的蜱虫叮咬人体后,当螺旋体进入人体皮肤数日后,即引起局部皮肤原发性损害,导致叮咬部受损皮肤浅层及深层血管周围有浆细胞和淋巴细胞浸润,表现为慢性游走性红斑(ECM),严重者出现皮下炎性渗出及毛细血管出血,导致皮肤表皮层水肿、瘀斑,但无化脓性及肉芽肿性反应(图 5.25),此类皮肤损伤应给予抗生素治疗。

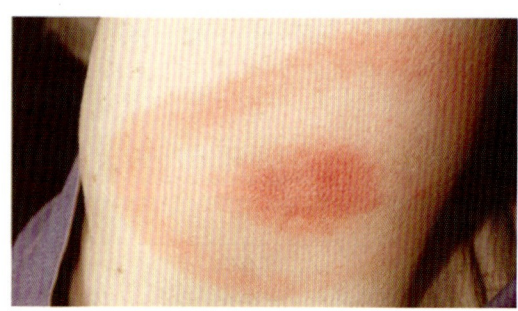

图 5.25　携带螺旋体的蜱虫叮咬后的皮疹表现

2. 发热伴血小板减少综合征

"新型布尼亚病毒"主要由蜱传播,可引起发热伴血小板减少综合征,临床特征是发烧、休克、出血和明显的肾损害症状,实验室检查可见血小板和白细胞减少。

（三）治疗与护理

1. 取出蜱虫

（1）局部碘伏消毒，以 2%利多卡因局部浸润麻醉后，用镊子或文氏钳轻夹蜱虫头部，稍用力将蜱虫取出。

（2）在蜱虫头部滴加煤油、旱烟油、乙醚、酒精、氯仿苯、松节油，使蜱头部放松或使蜱虫死亡，再用小镊子夹住它的近口部向上向前轻提以取之；或用烟熏、点蚊香驱之，使其头部自行慢慢退出、脱落。

2. 局部处理

（1）蜱虫取出后用碘伏消毒伤口，以创可贴覆盖。

（2）若口器断入皮内需手术除去，并给予转移因子口服一周，提高机体细胞免疫功能。

3. 发热伴血小板减少综合征的治疗

（1）常规治疗：以抗病毒治疗为主（服用病毒唑，0.5 g/次、2 次/天），加用糖皮质激素（甲强龙或地塞米松）。

（2）对症、支持治疗：监测生命体征；发热时予以物理及药物降温、补液；维持内环境稳定；肝功能受损者予以护肝治疗；血小板低于 $20×10^9$/L，伴明显出血者输血小板悬液及予止血治疗。

4. 隔离防护

出现蜱咬伤传播疾病时，按照医院流程及时上报，做好预防及隔离工作。

四、毒蝎蜇伤

（一）概述

1. 定义

毒蝎蜇伤是指被毒蝎（图 5.26）蝎尾蜇伤，毒液注入人体所致的局部出现红肿疼痛、水疱，甚至局部组织坏死的中毒性疾病，伴或不伴全身症状。

2. 发病机制

毒蝎在其腹部尾端末节有一上屈呈钩状的毒刺，内有毒腺，分泌透明无色的蛋白毒液，呈酸性，溶于水及乙醇，对呼吸中枢有麻痹作用，对心血管有兴奋作用。其他有毒成分为神经毒素、溶血毒素、出血毒素和凝血素等，毒性较大。

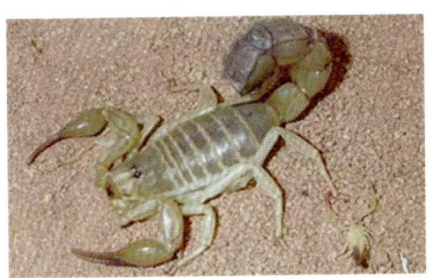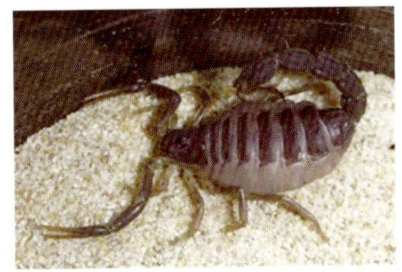

图 5.26　毒蝎

（二）临床表现

中央可见蜇伤斑点，内有钩形毒刺，局部麻木，皮肤红肿、灼痛、剧痛，可持续数日；严重时肿胀，起水疱、血疱，甚至坏死，引起淋巴结肿大（图5.27）。

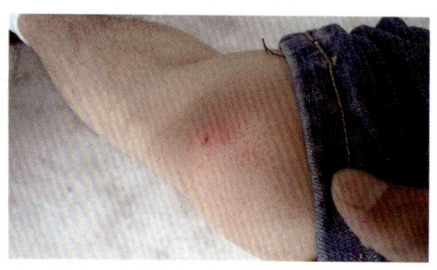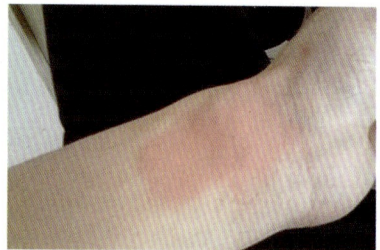

图5.27 毒蝎蜇伤

（三）治疗与护理

1. 急救处理

（1）立即取出毒刺，及时切开蜇伤处，将毒刺挑出后再行创面处理。

（2）清除毒液：用肥皂水等弱碱性溶液冲洗伤口，局部涂抹中草药。

（3）减轻疼痛：如疼痛剧烈，可用复方奎宁0.1—0.3 mL或麻黄素0.3—0.5 mL沿伤口周围皮下注射；可用清水或肥皂水清洗伤口后以纱布覆盖并冷敷，可减少肿胀瘙痒感等不适。

（4）全身治疗以对症治疗为主，有条件时可注射抗蝎毒血清。

五、蜈蚣蜇伤

（一）概述

1. 定义

蜈蚣（图5.28）蜇伤是指蜈蚣的毒爪刺入皮肤放出毒汁，引起皮肤损伤和全身中毒症状。

2. 发病机制

蜈蚣两前足各具有一对附肢，这是一对毒肢，亦称毒爪，爪末端呈钩状，中央为管状与体内毒腺相通，蜈蚣毒液的主要成分与毒蜂成分相似，毒液含组织胺类物质及溶血蛋白质。当人被蜇时，其毒液顺尖牙注入被咬者皮下，引起被蜇者中毒。

（二）临床表现

局部表现轻者红肿、刺痛，重者可出现水疱、瘀斑、组织坏死、淋巴管炎及局部淋巴结肿痛等（图5.29），严重者将出现休克、抽搐、昏迷等。

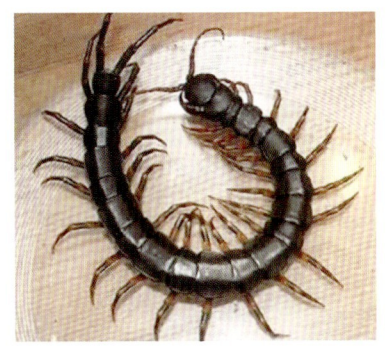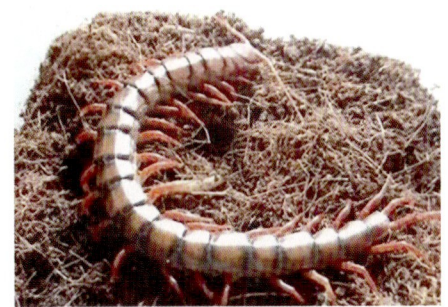

图 5.28　蜈蚣

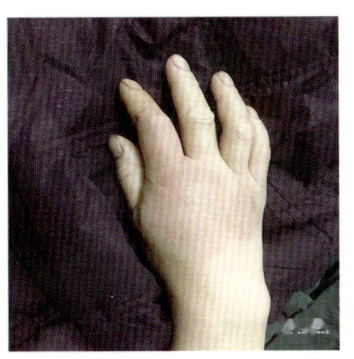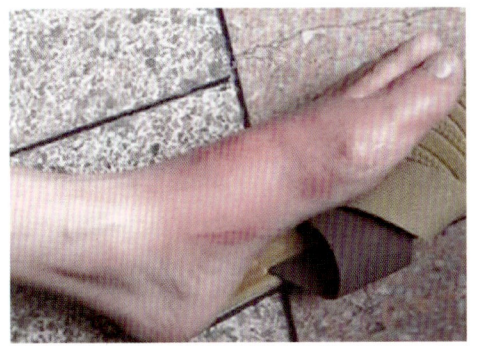

图 5.29　蜈蚣刺伤

63

(三) 治疗与护理

1. 伤口处理

立即用弱碱性溶液如肥皂水或 5% 小苏打水冲洗，可外敷蛇药，剧痛者可冰敷。

2. 全身治疗

以对症治疗为主，进行抗过敏治疗。

3. 预防

避免穿拖鞋；避免夜间活动；在阴暗潮湿环境中加强防护，如撒些生石灰，防止蜈蚣爬行。

六、毒蜘蛛咬伤

(一) 概述

1. 定义

毒蜘蛛咬伤是指毒蜘蛛(图 5.30)螯肢上颚刺破人的皮肤，毒液经螯肢刺入人体而引起局部或全身中毒反应。

2. 发病机制

毒蜘蛛毒液成分复杂，呈弱酸性，含胶原蛋白酶磷酸酯酶和透明质酸酶等。这是一种神经性毒蛋白,可刺激产生多种神经传导物质,引起肌肉痉挛,最终导致运动神经麻痹、呼吸衰竭。

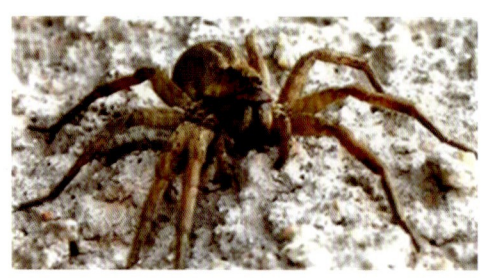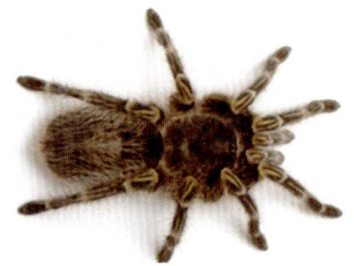

图 5.30　毒蜘蛛

(二) 临床表现

1. 局部症状

红肿、疼痛,可引起水疱或血疱,严重时伤口区苍白,周围发红、起皮疹,有组织坏死可能(图 5.31)。

2. 全身症状

全身症状常较重,可出现畏寒、发热、头痛、头晕、恶心、呕吐、腹痛、流涎、大汗流泪、瞳孔缩小、视物模糊、全身无力、足根麻木刺痛等,严重时可出现全身肌肉痉挛、休克、呼吸困难、溶血急性肾衰竭、中毒性脑病、脑水肿、谵妄、昏迷及 DIC 等,甚至死亡。

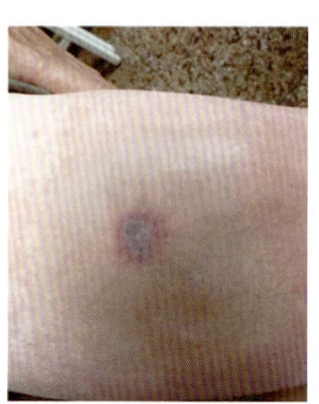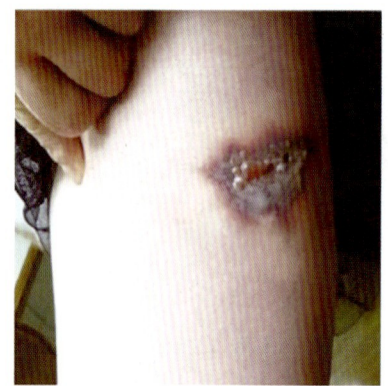

图 5.31　毒蜘蛛刺伤

(三) 治疗与护理

1. 尽快排毒

对咬伤部位进行消毒后,用注射器等装置负压抽吸毒液。

2. 缓解疼痛

疼痛剧烈时可用 0.25%—0.5% 普鲁卡因溶液对伤口周围进行封闭,注射胰蛋白酶解毒。

3. 伤口处理

局部用季德胜蛇药片加温水调和后外涂,也可局部湿敷。

4. 全身治疗

可输液加速排泄毒素;可使用葡萄糖酸钙,其有抗过敏、解痉止痛作用;肾上腺素皮质激素可快速减轻中毒症状,防止继发感染。对于休克、急性肾衰竭等对症治疗,有条件可用抗蜘蛛毒血清治疗。

第六章

危重患者压力性损伤的临床表现及处理

第一节　危重患者压力性损伤的危险因素及评估

一、概述

(一) 压力性损伤

压力性损伤是指发生在皮肤或潜在皮下软组织的局限性损伤,通常发生在骨隆突处,或与医疗器械或其他设备有关的损伤。压力性损伤表现为局部组织受损但表皮完整或开放性溃疡并可能伴有疼痛。皮下软组织对压力和剪切力的耐受性可能受微环境、营养、灌注、合并症和软组织情况的影响。危重患者压力性损伤发生率明显高于其他病区普通患者。

(二) 黏膜压力性损伤

黏膜压力性损伤是指由于使用医疗器械导致相应部位黏膜出现的压力性损伤。基于这些损伤组织的解剖特点,这一类损伤无法进行分期。

(三) 术中压力性损伤

术中压力性损伤是指一种术后 72 h 内发生的组织损伤,与术中体位相关。

(四) 器械相关性压力性损伤

器械相关性压力性损伤是指使用诊断或治疗的医疗器械而导致的压力性损伤,损伤部位形状通常与医疗器械形状一致。这一类损伤可以根据分期系统进行分期。

二、危重患者压力性损伤的危险因素

危重患者是院内压力性损伤发生的高危人群,其风险因素众多,包括压力的因素,也包括组织耐受力的因素,如图 6.1 所示。

危重患者多采用半坐卧位,骶尾部承受压力和剪切力的双重作用,加之局部潮湿和感染

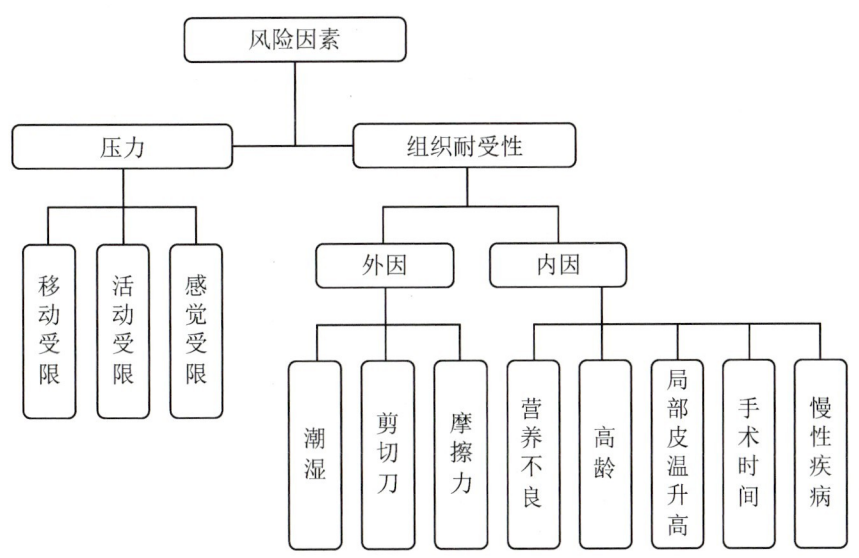

图 6.1　危重患者压力性损伤危险因素

的易发,使得骶尾部成为危重患者压力性损伤的高发部位。

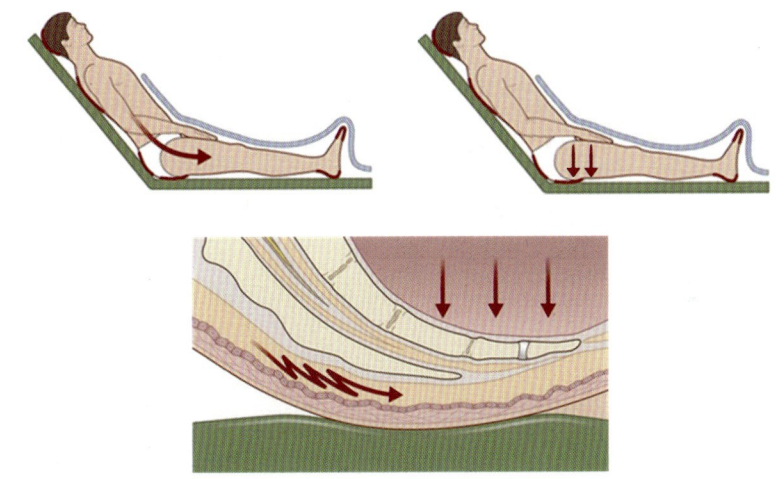

图 6.2　骶尾部承受压力和剪切力的双重作用

三、危险因素评估

(一) 识别压力性损伤风险人群

所有卧床及限制于轮椅或自行变换体位能力受损的人群均是压力性损伤发生的危险人群,除此之外,年龄增大、疼痛、糖尿病、循环灌注不良、氧合不好、营养失调、失禁、皮肤潮湿度增加、体温升高、感官知觉受损、处于重症监护的住院时间、应用机械通气、应用血管加压药、APACHE-Ⅱ评分较高等都是发生压力性损伤的高危因素。

(二) 使用恰当的评估工具

使用有效的、可信的风险评估工具,确保可以正确区分患者具有发生或者不发生压力性损伤危险的特征,从而识别压力性损伤危险人群。常用的压力性损伤危险评估工具包括:Braden 量表、Waterlow 量表及 Norton 量表(详见本书附录一、二、三),其中,相关研究显示,Braden 量表的效度最理想,灵敏度和特异性之间的平衡性也最好,也是目前国内大多数成人 ICU 患者的首选量表。但很多研究也证实 ICU 患者需要专科性的压力性损伤评估量表。例如 Cubbin & Jackson 量表(详见本书附录四)。

(三) 尽快评估

在患者入院后应尽快完成压力性损伤发生风险的评估,对于有压力性损伤风险的患者进行全面的皮肤和组织评估,检查其皮肤有无红斑,并根据不同的危险程度在规定的时间内及时复评,在病情出现变化、转科、出院时应及时复评。

(四) 评估注意事项

(1) 全面评估:评估者应当对患者进行全面的风险评估,包括基础疾病、灌注和循环缺陷、用药情况、皮肤、移动性、湿度、失禁、营养、疼痛和体温等。

(2) 风险评估不只是使用一种合适的评估工具,并且不应该形成一种固定的患者照护模式,应根据患者的个体差异,形成个体化照护。

(3) 评估应该持续动态进行,评估的频率取决于患者的病情变化。

第二节　危重患者压力性损伤的临床分期及表现

美国国家压力性损伤咨询小组(NPUAP)在 2019 年更新了压力性损伤的分期:

一、1 期压力性损伤:指压不变白的红斑,皮肤完整

(一) 概述

局部皮肤完好,出现压之不变白的红斑,深色皮肤表现可能不同;指压变白红斑或者感觉、皮温、硬度的改变可能比观察到皮肤改变更先出现(图 6.3)。此期的颜色改变不包括紫色或栗色变化,因为这些颜色变化提示可能存在深部组织损伤。

(二) 关键特点

皮肤完整;皮肤红斑;指压发红皮肤,移开手指后皮肤不发白;红、肿、痛;皮温改变、有硬结。

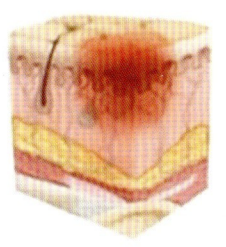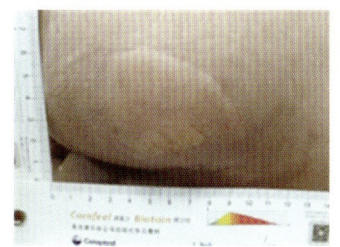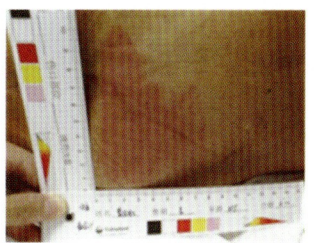

图 6.3 1 期压力性损伤

(三) 鉴别方法

1. 指压法

将一根手指压在红斑区域 3 s,移开手指后,观察皮肤变白情况,指压不变白则为 1 期压力性损伤。

2. 透明压力性损伤板法

使用一个透明板,向红斑区域均匀施以压力,观察透明板之下的皮肤是否有变白现象。不变白则为 1 期压力性损伤。

二、2 期压力性损伤:部分皮层缺失伴真皮层暴露

(一) 概述

部分皮层缺失伴随真皮层暴露;伤口床有活性、呈粉色或红色、湿润,也可表现为完整的或破损的浆液性水疱;脂肪及深部组织未暴露;无肉芽组织、腐肉、焦痂(图 6.4)。该期损伤往往是由于皮肤微环境被破坏和受到剪切力导致。该分期不能用于描述潮湿相关性皮肤损伤,比如失禁性皮炎、皱褶处皮炎,以及医疗黏胶相关性皮肤损伤或者创伤伤口(例如皮肤撕脱伤、烧伤、擦伤)。

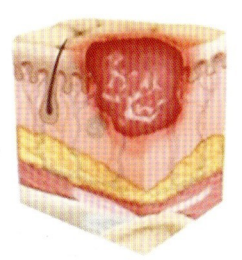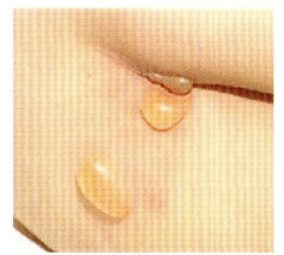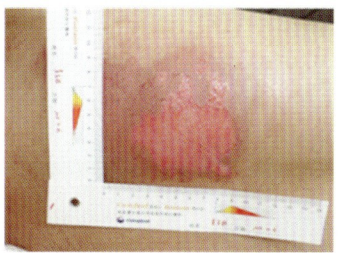

图 6.4 2 期压力性损伤

(二) 关键特点

部分皮层缺损,深度通常小于 2 mm;可为完整或破损的浆液性水疱;无腐肉与焦痂;可与其他类型伤口区分。

69

三、3 期压力性损伤:全层皮肤缺失

(一) 概述

全层皮肤缺失,常常可见脂肪、肉芽组织和边缘内卷。其间可见腐肉或焦痂(图 6.5)。不同解剖位置的组织损伤的深度存在差异;脂肪丰富的区域会发展成深部伤口。可能会出现潜行或窦道。无筋膜、肌肉、肌腱、韧带、软骨或骨头外露。如果腐肉或焦痂掩盖组织缺损的深度,则为不可分期压力性损伤。

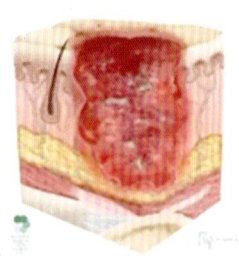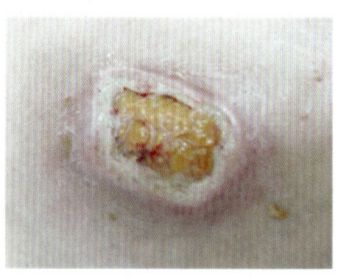

图 6.5　3 期压力性损伤

(二) 关键特点

全皮层缺损;可见皮下脂肪、肉芽组织;可能存在腐肉或焦痂,但不掩盖组织缺失深度;无筋膜、肌肉、肌腱、韧带、软骨或骨头外露;可有窦道、潜行。

四、4 期压力性损伤:全层皮肤和组织缺失

(一) 概述

全层皮肤和组织缺失,可见或可直接触及到筋膜、肌肉、肌腱、韧带、软骨或骨头。其间可见腐肉或焦痂(图 6.6)。常常会出现边缘内卷、窦道或潜行。不同解剖位置的组织损伤的深度存在差异。如果腐肉或焦痂掩盖组织缺损的深度,则为不可分期压力性损伤。

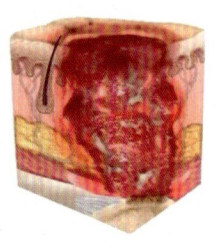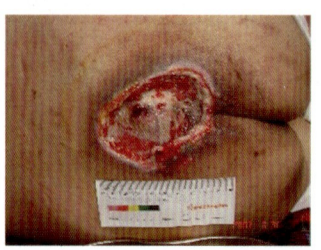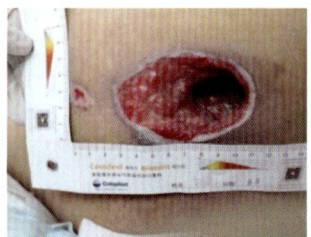

图 6.6　4 期压力性损伤

（二）关键特点

全皮层缺损；筋膜、肌肉、肌腱、韧带、软骨或骨头外露；可有腐肉或焦痂，但不掩盖组织缺失深度；可有窦道、潜行。

五、不可分期：全层皮肤和组织缺失，损伤程度被掩盖

（一）概述

全层皮肤和组织缺失，由于被腐肉或焦痂掩盖，不能确认组织缺失的程度（图 6.7）。只有去除足够的腐肉或焦痂，才能判断损伤是 3 期还是 4 期。缺血肢端或足跟的稳定型焦痂（表现为：干燥、紧密黏附、完整无红斑和波动感）不应去除。

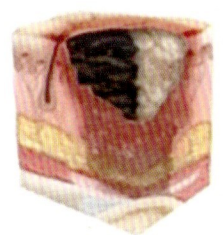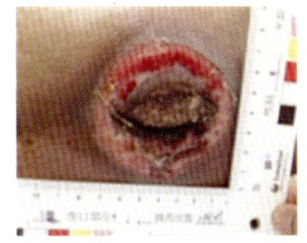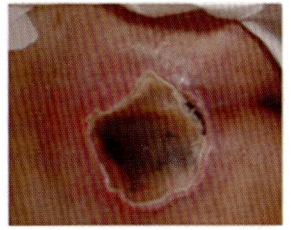

图 6.7　不可分期压力性损伤

（二）关键特点

腐肉或焦痂掩盖创面无法判断实际程度；清除腐肉或焦痂后，可判断处于 3 期或 4 期压力性损伤。

六、深部组织损伤：持续指压不变白，颜色为深红色、栗色或紫色

（一）概述

完整或破损的局部皮肤出现持续的指压不变白，颜色为深红色、栗色或紫色，或表皮分离呈现黑色的伤口床或充血水疱（图 6.8）。疼痛和温度变化通常先于颜色改变出现。深色皮肤的颜色表现可能不同。这种损伤是由于强烈或长期的压力和剪切力作用于骨骼和肌肉交界面导致的。该期伤口可迅速发展暴露组织缺失的实际程度，也可能溶解而不出现组织缺失。如果可见坏死组织、皮下组织、肉芽组织、筋膜、肌肉或其他深层结构，说明这是全皮层的压力性损伤（不可分期、3 期或 4 期）。该分期不可用于描述血管、创伤、神经性伤口或皮肤病。该期的损伤在深肤色个体上可能比较难察觉，即使接受最佳治疗，也可能会快速发展为深层组织破溃。

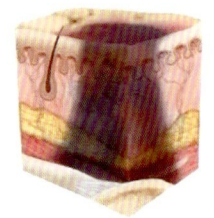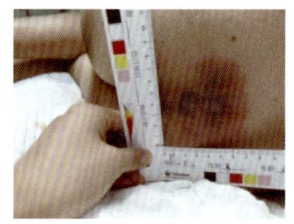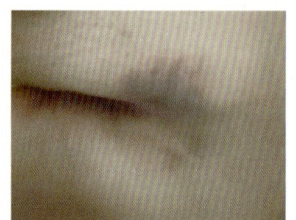

图 6.8　深部组织损伤

(二) 关键特点

皮肤完整或者破损,局部区域呈紫色或褐红色(与 1 期局部为红斑区别);表皮分离呈现深色的伤口床;或者存在充血水疱(与 2 期浆液性水疱区别)。

七、黏膜压力性损伤

(一) 概述

使用医疗器械导致相应部位如口腔、鼻腔、肛门、尿道等处黏膜出现的压力性损伤(图 6.9)。

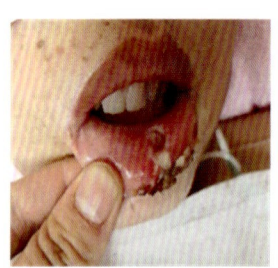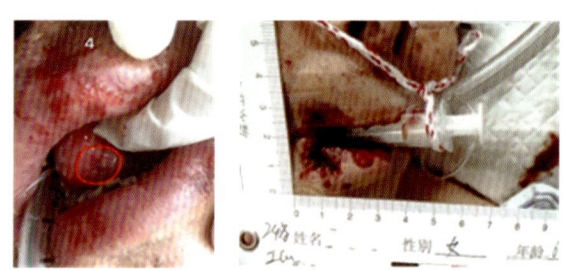

图 6.9　黏膜压力性损伤

(二) 关键特点

发生在身体黏膜部位,往往与使用医疗器械相关。

八、器械相关性压力性损伤

(一) 概述

常见引起此类损伤的设备包括:无创面罩、血氧饱和度夹子、气切导管/系绳、金属支架、固定夹板、石膏、胃管、负压治疗设备等(图 6.10)。处理此类损伤所面临的最大困境就是既要缓解压力治愈伤口,又不能移除设备。

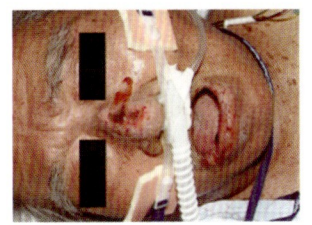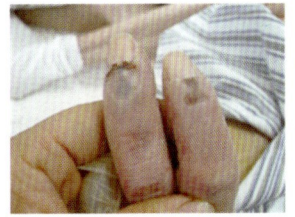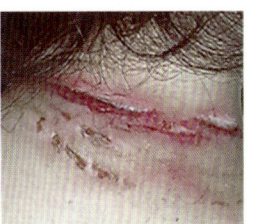

图6.10　器械相关性压力性损伤

（二）关键特点

皮肤损伤部位的模式或形状通常与所使用的医疗器械形状一致。

第三节　危重患者压力性损伤的预防

一、压力性损伤的一般性预防

（一）健康教育

对所有参与患者护理的人员等进行教育，是成功预防压力性损伤的关键所在。患者、家属或陪护、医护人员等均应了解皮肤损害的原因和危害性，掌握压力性损伤的预防措施，并不断更新。

（二）移除或缓解压力源

间歇性解除压力是有效预防压力性损伤的关键。因此，避免或减少压力对组织的损害是首要的预防措施。适时的体位变换是最基本、最简单、最有效解除压力的方法。每隔1—2 h给患者翻身一次，能防止大部分压力性损伤的发生，给患者变换体位时，护士除掌握翻身技巧外，还要根据力学原理减轻局部的压力。患者侧卧时，可使人体与床成30°以减轻局部肢体所承受的压力，并用软枕或护具支撑，避免髋部受压。病情危重不宜翻身者，应每隔1—2 h用约10 cm厚的软枕垫于其肩胛、腰骶、足跟部，减轻受压部位的压力，使软组织交替承压。

（三）注意保护患者的骨隆突处及支撑区

预防压力性损伤的一个重要环节就是选择一种合适的缓解压力的器具。使用定位器材，如软枕棉垫等，将压力性损伤容易发生的位置与支撑区隔开，身体空隙加软枕支托，以加大支撑面，避免某个部位的压强过大，但应避免使用环形（圈状）器材，因为它们将会产生更大的压力。

73

（四）避免对局部发红皮肤进行按摩

软组织变红是正常保护性反应，因氧气供应不足引起，通常受压引起的充血使局部尚能保持 1/2—3/4 规模的有效血液供应，连续仰卧 1 小时受压部位变红，更换后一般可在 30—40 min 内褪色，不会使软组织受损，所以无需按摩。另外，尸检结果表明，凡经过按摩的局部软组织显示浸渍和变形，未经过按摩的无该现象。

（五）避免出现剪切力

当床头过高时就会产生剪切力和骶尾部受压，因此，临床指导患者半坐卧位时床头抬高不应超过 30°，且不超过 30 min。但危重患者体位因治疗需求，剪切力往往难以消除，支撑尤为重要。

（六）减轻皮肤摩擦

保持床单清洁、平整、无渣屑，减少其对局部组织的摩擦。使用保护膜（如透明薄膜）可减少摩擦力。

（七）皮肤干湿平衡护理

恰当的皮肤护理是预防皮肤破损的关键。

1. 皮肤监测

密切观察皮肤的情况，特别是容易发生压力性损伤的部位，同时指导患者及家属如何观察皮肤。

2. 保持皮肤清洁

多汗患者，定时用温水和中性清洁剂清洁皮肤，保持皮肤干燥。皮肤清洁后予润肤露或润肤膏外涂，不要用吸收性粉末来改善患者皮肤湿度，因为粉末聚集在皮肤褶皱，将引起额外的皮肤损伤。尽量减少皮肤暴露在失禁、出汗及伤口引流液引起的潮湿环境中的机会。

3. 避免皮肤过度干燥

低湿度（＜40%）和寒冷，可能导致皮肤干燥、脆性增加，受压力后易受伤，所以应注意房间的温度和湿度，以减少环境因素的影响。

4. 开展预防性皮肤护理

控制潮湿源，做好失禁患者皮肤护理（详见第四章第一节）。

二、危重患者体位管理

（一）体位变换

（1）除非有禁忌证，应对所有有压力性损伤风险或有压力性损伤的患者实施体位变换。

（2）对于卧床患者，一般至少每 2—4 h 更换体位 1 次，具体的变换频率应根据患者的组织耐受度、移动及活动能力、皮肤状况、舒适情况及使用的减压装置效果综合考虑。

（3）床头尽量平放，避免长期使用俯卧姿势，除非病情受限，侧卧位时，使用 30°侧躺的位置优先于 90°侧躺的位置。

（4）对于病情不稳定的危重患者，使用缓慢渐进的方式更换定位，以稳定血流动力学和氧合状态。

（5）对于体位不稳定的危重患者，应频繁地小幅度调整体位，作为定期更换体位的补充。

（6）实施体位变换提醒策略，以提高对体位变换方案的依从性。

（7）制订合适的提高患者活动及移动能力的康复计划，鼓励清醒患者自主活动。

(二) 选择支持强度高的减压装置

（1）根据如下因素，考虑患者对压力再分布（图 6.11）的需求：无法移动和无法活动的程度、对微环境控制和剪切力降低的需求、患者的体型和体重、现有压力性损伤的数量及严重程度和部位、出现新发压力性损伤的风险，选择合适的符合患者需要的支撑面。

（2）要充分关注足跟、骨突处及医疗设备接触处等部位，采用合适减压装置或衬垫予以保护。

（3）所有经评估存在压力性损伤形成风险的患者，建议使用高规格泡沫床垫、交替式空气减压床垫、空气流动床等支撑面来缓冲压力。

（4）避免使用气垫圈或圈状的装置用于局部减压。

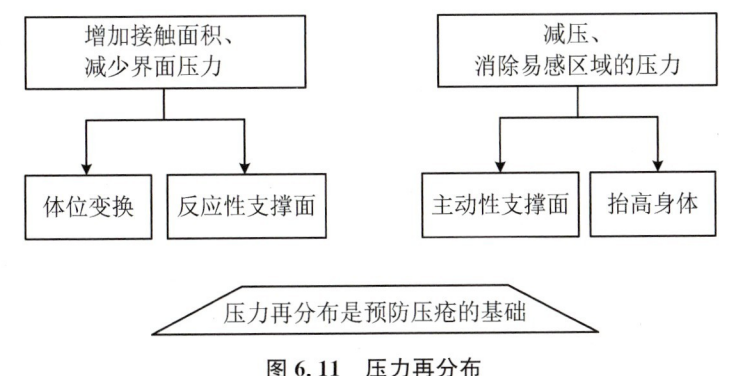

图 6.11　压力再分布

图 6.12 所示为临床常用减压产品。

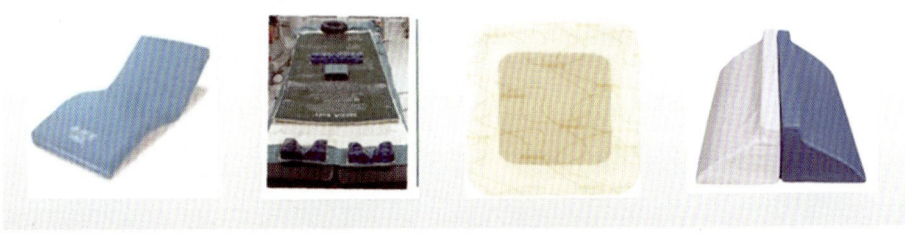

图 6.12　临床常用减压产品

75

（三）避免摩擦力和剪切力

（1）应使用辅助设备如床单等协助移动患者及改变体位，避免拖、拉、拽等动作。

（2）半坐位时，床头抬高不超过30°，持续时间不超过30 min，在大腿根部放置支撑垫（图6.13），防止身体下滑过程产生的摩擦力和剪切力。

（3）侧卧位患者，优先选择30°侧卧位，在颈部、髋部给予放置支撑垫。

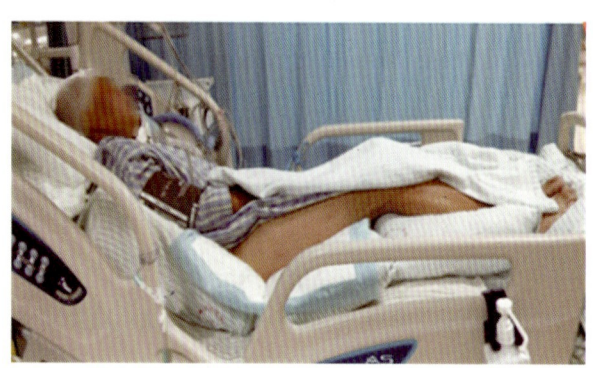

图6.13　半卧位时在大腿根部和腰部垫软枕支撑

三、营养支持

保持均衡的健康饮食和适当的液体摄入是压力性损伤预防中不可忽视的要素。美国卫生保健政策研究所（AHCPR）的指南提出，血清白蛋白水平低于35 g/L，总淋巴细胞数少于1.8×10^9/L或体重减少超过15%，即可认为存在明显的营养不良。加强饮食补充，尤其是丰富的蛋白质摄入，可明显减少压力性损伤的发生，而某些矿物质、维生素对损伤的愈合十分重要。

（1）对有压力性损伤风险及压力性损伤的患者进行营养筛查评估。

（2）联合营养师、临床医师为营养不良或有营养不良风险的压力性损伤患者或有压力性损伤风险的患者制定并实施个体化营养支持方案，确保水分、蛋白、热量、维生素、微量元素的摄入。

（3）根据患者病情和摄取食物的能力确定营养支持的途径和方式，必要时可选择肠内营养或肠外营养方式。

（4）给患有2期及以上压力性损伤的营养不良或有营养不良风险的成人提供高热量、高蛋白、抗氧化且富含精氨酸、锌的口服营养补充剂或肠内营养配方。

（5）每日监测和记录营养摄入量及排泄情况，定期监测营养指标。

四、器械相关性压力性损伤及黏膜压力性损伤的预防

（1）根据患者选择合适大小的医疗设备。

（2）高危区域（如鼻梁处）用敷料缓冲压力并保护皮肤。

（3）如果没有禁忌证，至少每天3次检查与器械设备接触的皮肤。

（4）避免将器械放在原有或现存压力性损伤的部位。

（5）教育护理人员关于正确使用器械和预防皮肤损害的措施。

（6）意识到器械下发生水肿及可能的皮肤损伤。

（7）确认器械并未直接放置在卧床不起或行动不便的人身下。

第四节　危重患者压力性损伤的治疗

一、全身干预和健康指导

（一）减压措施

在压力性损伤的处理中，减压是关键，包括根据患者的个体情况制订减压计划，使用合适的支撑面和至少每2 h一次的体位更换，骨隆突处垫支撑垫，足跟处保持悬空状态，身体医疗设备接触的身体部位使用泡沫敷料或衬垫等予以保护。

（二）治疗基础疾病及控制相关症状

治疗影响压力性损伤进展及预后的基础疾病，并控制相关症状：与床位医师及相关学科合作，积极治疗影响危重患者压力性损伤愈合的基础疾病，如糖尿病、呼吸衰竭、心功能不全、低蛋白血症等营养不良、体温升高、失禁等。

（三）皮肤保护

对于大小便失禁和伤口渗液污染创面及周围皮肤及时清洗消毒，必要时使用皮肤保护剂保持周围皮肤清洁、湿度平衡，注意勿用碱性肥皂，勿用力擦洗，以免损害皮肤的皮脂层。

二、不同分期压力性损伤局部治疗

（一）1期压力性损伤处理要点

有效减压和预防剪切力；纠正营养不良；管理失禁；治疗和控制并发症；以温水清洗皮肤和局部；使用水胶体或泡沫敷料保护局部并创造有利于皮肤修复的环境，3—5天更换和评估1次；使用Braden量表每日动态评估1次。

（二）2期压力性损伤处理要点

有效减压和预防剪切力；纠正营养不良；管理失禁，治疗和控制并发症；消毒、清洗创面和周围皮肤；使用泡沫或水胶体敷料，3—5 天更换并注意观察（图 6.14）；使用 Braden 量表每日动态评估 1 次（住院患者）。

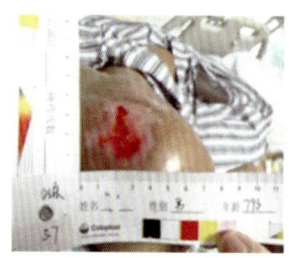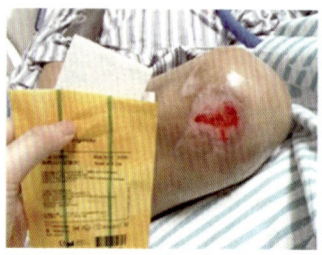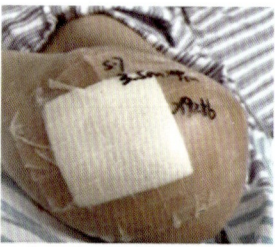

图 6.14　膝关节下方 2 期压力性损伤伤口测量与换药

（三）3 期压力性损伤处理要点

自溶性清创结合保守性利器清创，清除伤口床表面的腐肉和坏死组织；对于存在腔洞或潜行的创面予以充分引流；减压和预防剪切力；纠正营养不良或补充伤口修复所需的各种营养；治疗和控制并发症；结合物理干预辅助治疗，如红外线或红光、负压伤口治疗；定期评价效果，调整计划，根据渗液、面积和组织类型调整敷料直至愈合（图 6.15）。

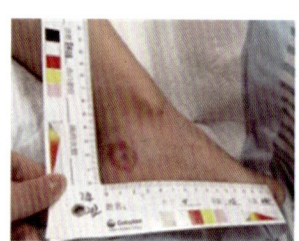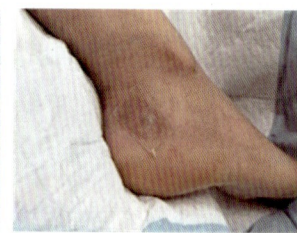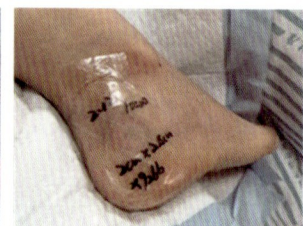

图 6.15　足跟处 3 期压力性损伤伤口测量与换药

（四）4 期压力性损伤处理要点

自溶性清创结合保守性利器清创，清除伤口床表面的腐肉和坏死组织；对于存在腔洞或潜行的创面予以充分引流，骨外露或肌腱外露者注意保持湿性平衡；减压和预防剪切力；纠正营养不良或补充伤口修复所需的各种营养；治疗和控制并发症；结合物理干预辅助治疗，如红外线或红光、负压治疗；定期评价效果，调整计划，根据渗液、面积和组织类型调整敷料直至愈合（图 6.16）。

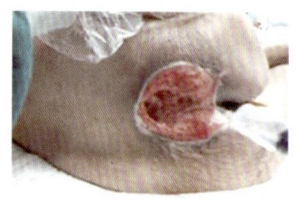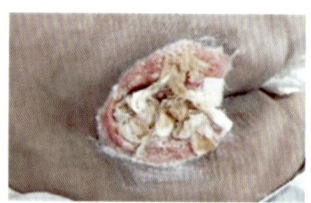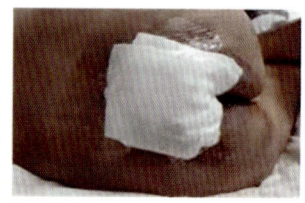

图 6.16　骶尾部 4 期压力性损伤伤口换药

（五）不可分期压力性损伤处理要点

在病情允许的情况下，保守性利器清创结合自溶清创，局部分次逐步清除坏死组织，清除伤口床表面的腐肉和坏死组织，并充分引流；根据患者病情和主观愿望，制定可行的短期目标和中长期目标；减压和预防剪切力；纠正营养不良或补充伤口修复所需的各种营养素；治疗和控制并发症；结合物理干预辅助治疗，如红外线或红光、负压治疗；定期评价效果，每周至少测量伤口面积并评分 1 次，调整计划，根据渗液、面积和组织类型调整敷料直至愈合（图 6.17）。

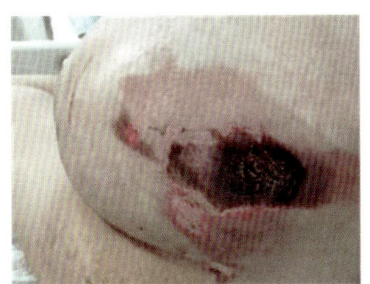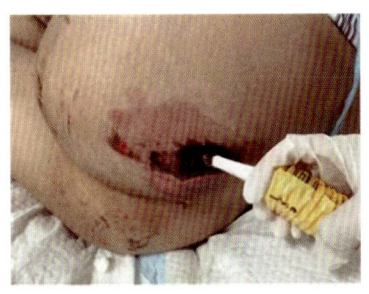

图 6.17　不可分期压力性损伤伤口予水凝胶敷料自溶性清创

（六）深部组织损伤处理要点

减压和预防剪切力；定期评价效果，至少每周测量伤口面积并评分 1 次，调整计划，根据渗液、面积和组织类型调整敷料直至愈合；谨慎清创，由具备资质的专科人员充分评估患者具备清创指征后采取保守性利器清创结合自溶清创，清创后处理同不可分期处理要点；纠正营养不良或补充伤口修复所需的各种营养素；治疗和控制并发症。

第七章

其他慢性伤口的临床表现及处理

第一节　慢性伤口概述

慢性伤口通常是指由于体表皮肤或组织破损，并受到相关因素影响，导致伤口愈合过程受阻，使愈合时间延长，或不能愈合以及愈合后反复复发的伤口。慢性伤口具有发病隐匿、病程迁延、病因复杂、发展缓慢等特点，其中主要人群为高龄及有内分泌疾病的患者。慢性伤口可发生在身体任何部位，其中80％发生在下肢。尽管多种疾病可导致下肢创面的发生，但静脉压力增高、糖尿病和局部组织受压仍然是皮肤损害和愈合延迟的主要原因。

影响慢性伤口愈合的局部因素包括创面是否感染、有无异物、伤口深浅、创面温湿度、局部氧合及血液灌注等；全身因素包括患者年龄、原发疾病（糖尿病）、营养水平、心理状态等。

慢性伤口的种类多，愈合时间可长达数日乃至数月甚至终身，如下肢静脉溃疡的愈合时间可达1—5年，部分甚至达10年以上。新冠疫情的持续显著影响了对慢性伤口的管理，使挑战更加复杂化，患者无法定期就诊导致住院率显著增加，同时也推动了远程医疗等新模式的发展。而慢性伤口患者的一些风险因素，例如患者通常合并糖尿病、血管疾病、高血压和慢性肾病等慢性疾病也会增加感染新冠的风险。

慢性伤口的治疗管理是临床护理人员工作的难点之一。

第二节　手术切口相关并发症的临床表现及处理

一、伤口裂开

（一）概述

1. 定义

手术后切口裂开，是指闭合的手术切口，沿着切口部分裂开或全部裂开，可能为手术切口的任何一层或全层裂开，可发生在全身各处，但多见于腹部及肢体邻近关节的部位（图7.1）。

2. 分类

根据手术切口裂开的深度，分为两类：一是浅层裂开或部分裂开，即只涉及皮肤层面的分离;二是深层切口裂开或全层裂开,即皮肤及皮肤以下组织的分离。

3. 流行病学

手术后切口裂开的发生率约为1.3%—9.3%,其中腹部伤口裂开最常见,成人的发病率为0.3%—3.5%,老年人的发病率高达10%。

4. 病因

手术后切口裂开与多种因素有关,体内压力突然增高是主要原因(如剧烈咳嗽或呕吐、用力排便),其他常见原因还包括手术切口感染、患者营养状况不佳、手术切口缝合技术缺陷等。

(二) 临床表现

疼痛、出血是切口裂开最典型的症状,病情进展后部分患者还会出现高热、寒战,甚至休克等;腹部全层裂开常有腹腔内脏膨出。

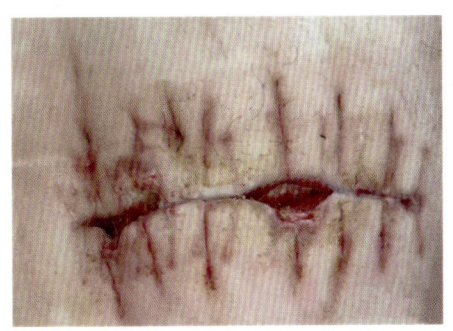

图 7.1　腹部手术切口裂开

(三) 治疗与护理

(1) 及时处理腹胀。

(2) 患者咳嗽时,最好平卧,双手压紧保护切口部位,以减轻咳嗽时膈肌突然大幅度下降所导致的骤然增加的腹内压力。

(3) 适当的腹部加压包扎有一定的预防作用。

(4) 无论出现何种裂开,都要立刻用无菌敷料覆盖切口,通知医师,协助医师分析裂开原因。若伤口条件允许,可在良好的麻醉条件下重新缝合,同时加用减张缝线或行负压伤口治疗。切口完全裂开再缝合后常有肠麻痹,术后应进行胃肠减压。切口部分裂开的处理,按具体情况而定。

二、切口感染

(一) 概述

1. 定义

切口感染指患者术后一定时间内发生于切口及器官/腔隙的感染,是医院感染的重要组成部分。

2. 分类

(1) 切口浅部感染(图 7.2),指手术后 30 天内发生的仅累及皮肤及皮下组织的感染,并至少具备下述情况之一者:切口浅层有脓性分泌物;切口浅层分泌物培养出细菌;存在疼痛或压痛、肿胀、红热,因而医师将伤口开放者(培养阴性不算感染);由外科医师诊断为切口浅部感染。

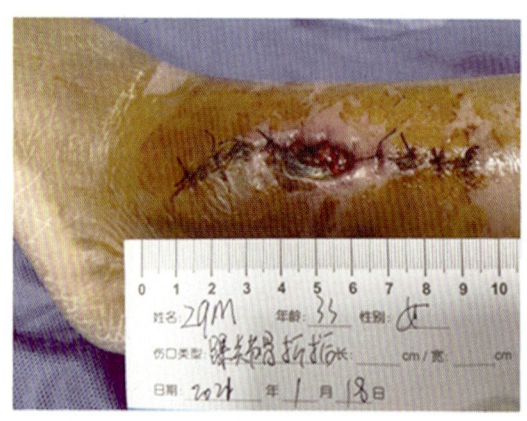

图 7.2 切口浅部感染

(2) 切口深部感染(图 7.3),指手术后 30 天内(如有人工植入物则术后 1 年内)发生的累及切口深部筋膜及肌层的感染,并至少具备下述情况之一者:存在局部疼痛或压痛;切口深部自行裂开或由医师主动打开;体温高于 38℃;临床或经手术或病理组织学或影像学诊断发现切口深部有脓肿;外科医师诊断为切口深部感染。

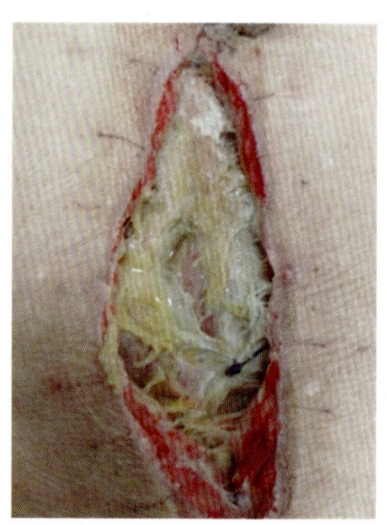

图 7.3 切口深部感染

(3) 器官/腔隙感染,指手术后 30 天内(如有人工植入物则术后 1 年内)发生在手术部位的器官或腔隙的感染,通过手术打开或其他手术处理,并至少具备以下情况之一者:放置于器官或腔隙的引流管有脓性引流物;器官或腔隙的液体或组织培养有致病菌;经手术或病理组织学或影像学诊断器官有脓肿；外科医师诊断为器官/腔隙感染。

(二) 临床表现

1. 局部表现

（1）急性感染典型表现：伤口局部存在红、肿、热、疼痛和触痛，有分泌物（浅表伤口感染），伴有或不伴有发热和白细胞增加。

（2）慢性伤口感染表现：临床表现不典型，如肉芽组织脆性增大、容易出血、苍白或停止生长、渗液量增加。

2. 全身表现

感染严重或合并全身感染时，可出现发热、不适、乏力、淋巴结肿大等全身症状，并伴有外周白细胞增多、中性粒细胞百分比增高和C-反应蛋白增加等。

(三) 治疗与护理

1. 处理原则

在伤口红肿处拆除伤口缝线，使脓液流出，同时进行细菌培养。

2. 切口感染的护理

（1）拆除缝线引流，同时进行细菌培养，查找致病菌。

（2）采用棉球擦拭法或冲洗方法进行伤口清洁，再使用无菌生理盐水溶液冲洗干净；对有窦道或潜行的伤口可使用注射器连接引流管方法冲洗伤口。

（3）彻底清除切口中残留的腐肉、坏死组织、血块及残留缝线。

（4）根据切口具体情况选择合适的清创方法。

（5）选择合适的敷料填充或引流：新型敷料品种很多，根据切口的不同情况选择使用，如使用抗感染或抑菌敷料控制感染，使用吸收性敷料管理渗液，使用增殖期敷料促使肉芽增殖等。注意保护切口周围皮肤免受渗液浸渍。充分引流有腔隙（窦道、潜行类）的切口，应选择可以整条放入并可完整取出的敷料填充引流，填充时务必将敷料填入腔隙底部，填充物松紧适宜，根据伤口情况选择合适的引流敷料，如油纱类银离子敷料引流充分并能起到抗感染作用，伤口渗液多的情况下外层可选用吸收性敷料管理渗液，保护伤口周围皮肤免受渗液浸渍。

（6）对于有窦道或潜行的切口使用注射器加引流管冲洗方法清洁伤口。选择可以整条放入和取出的敷料填充窦道及潜行，如高渗盐敷料、纳米银敷料等，填充时务必将敷料填入窦道底部，填充物松紧适宜。选择性使用负压力性损伤口治疗技术促进窦道或潜行闭合，选择性使用负压治疗技术及自体富血小板血浆（PRP）技术。

切口感染伤口换药如图7.4所示。

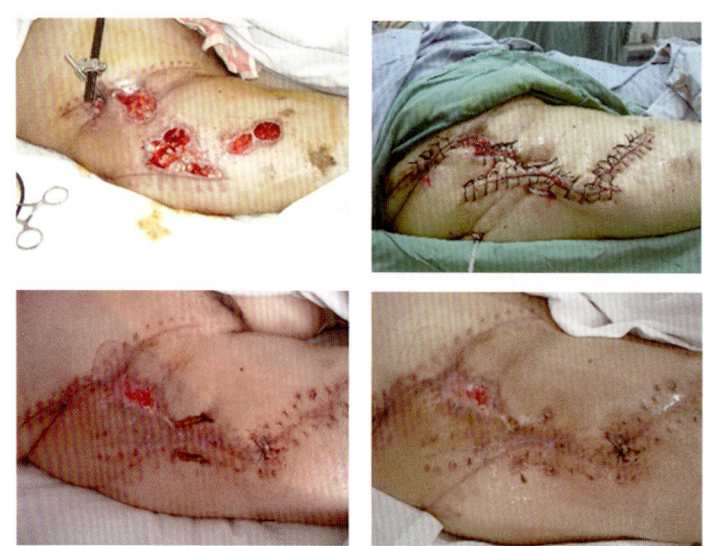

图7.4　切口感染伤口换药

三、切口脂肪液化

(一) 概述

1. 定义

切口脂肪液化是临床上常见的一种腹部手术术后并发症,是指手术切口部位脂肪细胞无菌性变性坏死,脂肪细胞破裂后脂滴溢出、聚集,伴有局部无菌性炎症反应,这是手术后切口愈合不良或感染的常见原因之一,渗液细菌培养结果为无细菌生长。

2. 病因

导致切口脂肪液化的原因有很多,可以概括为内部因素和外部因素。

(1) 内部因素:多因肥胖患者腹部手术治疗过程中损伤了脂肪组织,导致脂肪组织缺血,使得术后脂肪组织无菌性坏死现象发生率大大增加。此外,患者贫血、水肿、术前发热、术后腹胀、咳嗽等现象也会增加脂肪液化的发生率。

(2) 外部因素:为手术过程中脂肪细胞的血运遭到破坏,切口暴露时间长,再加上术中电刀的使用导致脂肪组织热损伤,术中挤压、钳夹等机械刺激等使脂肪组织易氧化分解;同时术中缝合技术不当、缝线结扎过紧、切口过度牵拉以及皮下留残腔等,均可导致脂肪液化。

(二) 临床表现

(1) 单纯的脂肪液化,不伴有细菌感染,通常表现为局部腹部切口皮下变软,拆除缝线后会有油珠样液体淌出。

(2) 出现脂肪液化而没有及时将液化脂肪排除切口,可继发细菌感染,这时会出现伤口的化脓,表现为局部伤口红、肿、热、痛,甚至波动感阳性。

（三）治疗与护理

1. 一般护理

（1）加强病情观察，观察患者全身状况及切口情况。是否有继发感染发生，及时取分泌物做细菌培养和药物敏感试验，根据培养结果遵医嘱使用抗生素。

（2）指导患者有效咳嗽、翻身，排便时用双手在切口两侧面向内按压保护切口。

（3）嘱患者在治疗过程中穿衣应宽松得体，注意保持伤口处干爽洁净，勤换衣物，日常活动注意适度，忌剧烈运动。

2. 局部护理

（1）控制渗液：

① 根据渗液量及位置尽早充分引流，保持引流通畅。渗液较多时，可以考虑使用负压治疗促进引流及伤口愈合。

② 局部组织水肿时可使用硫酸镁湿敷；藻酸盐敷料吸收性能好，可以有效吸收渗液。

（2）药物治疗：研究表明，沿切口渗液区段皮下组织点状注射维生素 B12、地塞米松磷酸钠、盐酸利多卡因、硫酸庆大霉素混合液，用无菌纱布覆盖切口，能有效缩短患者术后切口愈合时间，减轻患者痛苦，减少治疗费用。

（3）物理治疗：微波照射及红外线照射可使局部组织温度提升，促进毛细血管扩张，增加局部代谢，促进组织再生和修复，同时促进结痂和皮肤表面修复。

第三节　糖尿病足的临床表现及处理

一、概述

（一）定义

糖尿病足（diabetic foot）是指糖尿病患者踝关节远端皮肤及其深部组织破坏，常合并感染和（或）下肢不同程度的动脉闭塞症，严重者累及肌肉和骨组织。

（二）病因

糖尿病足是糖尿病的一个常见且严重的并发症，主要病因包括皮肤损伤、外周神经病变和血管病变。基础研究和临床实践证实，神经、血管、免疫、代谢等内源性变化和感染、创伤、压力等外源性因素共同导致了糖尿病创面难愈的发生，各致病因素之间相互作用，构成了糖尿病创面复杂的病理生理过程。此外，糖尿病足也与糖尿病病程、年龄、血压和血糖水平以及抽烟等多种风险因子相关。

（三）流行病学

糖尿病足的年发病率为2%—3%,15%—20%的糖尿病患者可能发生足溃疡,其中40%—80%的溃疡合并感染,有1%的患者可能需要接受下肢截肢治疗。47%的糖尿病患者住院是因为糖尿病足。85%的糖尿病足患者下肢截肢是足溃疡引起的,截肢率是非糖尿病患者的15倍。40%—60%的非创伤性截肢是糖尿病所致。

糖尿病足治疗费用大且致残、致死率高,给患者造成极差的生活体验,也给家庭、社会和国家造成沉重的负担,是国家医疗健康的一项重大挑战。因此,进一步研究糖尿病足愈合机制,降低糖尿病足的发生率、死亡率成为广大医务工作者的首要任务。

二、临床表现

（一）根据糖尿病足溃疡的病因分类

1. 神经性溃疡

足溃疡多位于足部压力增高处,如足底、足侧缘、胼胝深部、骨畸形突出部位,常存在角化过度的组织,伤口表浅,边缘不规则,呈潜行性,伴感觉缺失,皮肤温暖,局部血液循环尚可,足背或胫后动脉搏动可触及,部分病情严重者可发展为Charcot神经性骨关节病(图7.5)。

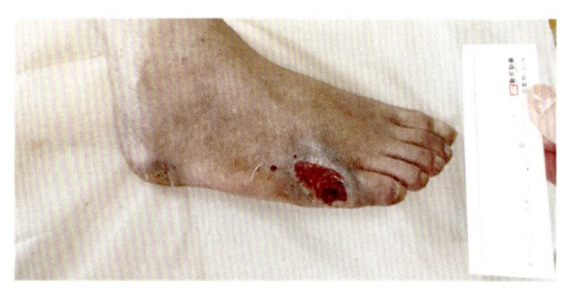

图7.5 神经性溃疡

2. 缺血性溃疡

溃疡多见于足缘、趾端、踝部和易反复受力摩擦的部位,伤口大小呈穿孔状,较深,边缘平坦、清晰,伤口床呈灰白色、黄色或黑棕色,肉芽组织很少,周围皮肤发白发亮,严重时色泽暗且伴静息痛,皮温偏低,创面较干燥,渗血少,可见周围毛发缺失,足背或胫后动脉搏动极弱或不可触及(图7.6)。

3. 神经-缺血性溃疡

此病以足部远端发生较多。同时有神经性溃疡和缺血性溃疡的特点,常伴有深度组织坏死,有麻木感但痛觉不明显,同时可能出现下肢皮肤干燥、发凉等,足背动脉搏动减弱(图7.7)。

（二）根据糖足坏疽分类

1. 湿性坏疽

多因肢端循环障碍导致肢端缺血坏疽,伴组织感染,在坏疽部位或周围形成感染创面,

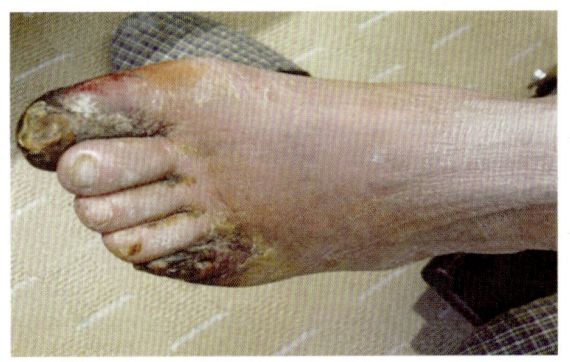

图 7.6　缺血性溃疡

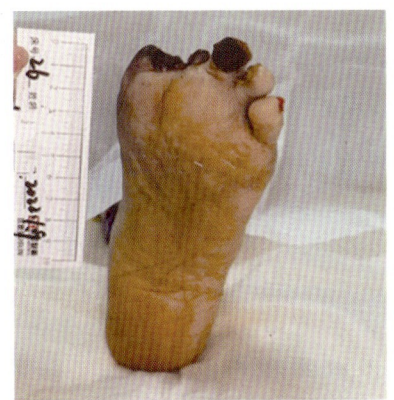

图 7.7　神经-缺血性溃疡

局部常存在红、肿、热、痛及功能障碍等,严重者伴有毒血症或脓毒血症等临床表现。

2. 干性坏疽

多发生在肢端,血管严重狭窄或闭塞,也可由近端血管的斑块脱落导致下游小血管堵塞,局部血供障碍,坏疽部位无合并感染而发生干性坏疽。

3. 混合性坏疽

肢端局部血供障碍引起干性坏疽,同时创面合并感染导致创面被坏死组织和渗出液覆盖。

(三) 糖尿病足的 Wagner 分级

糖尿病足的 Wagner 分级相关内容详见附录六。

三、治疗与护理

针对不同类型的糖尿病足,应根据具体情况进行有针对性的处理,选择恰当的清创术。

(一) 检查与评估

(1) 每年对所有糖尿病患者进行全面的足部检查,评估目前神经病变的症状(如疼痛、烧灼、麻木感)和下肢血管疾病(下肢疲劳、跛行)。

（2）检查应包括皮肤视诊、足部畸形评估、神经评估和血管评估。

（3）完善相关检查：血常规、生化、凝血象、免疫组合、神经传导速度、双下肢血管动静脉 B 超、患肢 X 线、双下肢血管 CTA。

（4）糖尿病足溃疡的治疗强调多学科协作诊治。

（二）各类溃疡的处理

1. 神经性溃疡的处理

神经性溃疡的清创方式主要以物理清创为主，早期不合并严重感染时，可采用锐器清创，留下相对正常组织的基底，随后进行减压治疗。若神经性溃疡进一步发展，形成窦道合并深部组织感染，需使用超声清创等物理清创方法，彻底扩创去除较明显坏死组织，并根据感染程度、渗液情况、创面边缘皮肤条件选择不同的敷料。

2. 缺血性溃疡的处理

缺血性溃疡的处理应避免盲目扩创。轻度缺血性溃疡以物理清创为基础，可联合自溶性清创及酶学清创；中度缺血性溃疡仍以物理清创为主、自溶性及酶学清创为辅，但需注意在清创过程中保护溃疡边缘，切勿将溃疡边缘一次性去除，从而导致溃疡坏死面积存在进一步扩大的可能，影响愈合；对于重度缺血性溃疡者，应完善缺血状况评估，及时行下肢血运重建手术。

3. 神经-缺血性溃疡的处理

神经-缺血性溃疡的清创原则是充分扩创及引流，尽可能去除失活组织。若溃疡存在潜行窦道及瘘管，可使用无菌探针探查溃疡是否已经深及骨、关节及腱鞘。如检查发现骨质外露或深达骨质，应考虑骨髓炎的存在。在清创时对于脓性渗出物、溃疡深部组织应反复进行病原学培养。

图 7.8 所示为糖尿病足伤口换药过程。

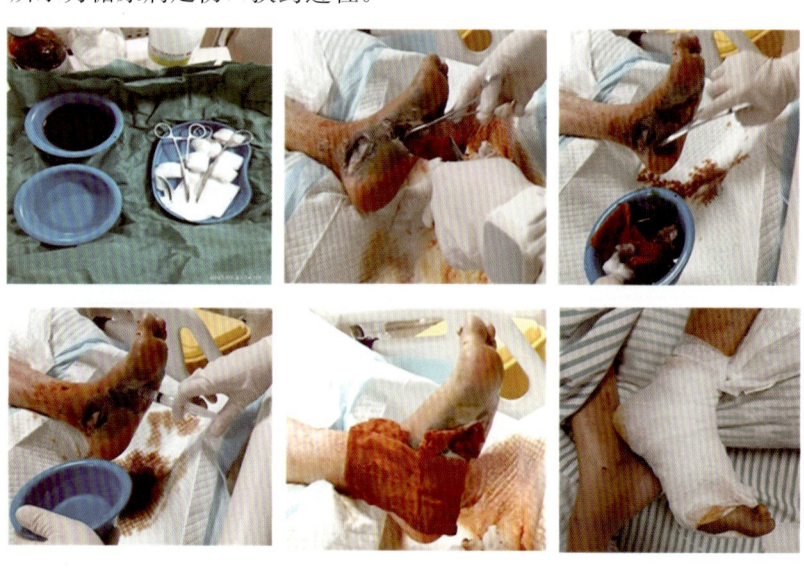

图 7.8 糖尿病足伤口换药

(三) 糖尿病足溃疡的综合管理

1. 控制血糖

对于多数住院糖尿病患者而言,推荐血糖控制目标为 7.8—10.0 mmol/L;对于少数患者,如有低血糖风险、拟行心脏手术者及其他精细手术者,可建议血糖控制目标为 6.1—7.8 mmol/L;对于重症及低血糖风险高危患者,可制定个体化血糖控制目标。

2. 患者及医务人员教育

对高危患者的指导内容应包含足部检查、鞋袜检查、足部保护、及时就医等。此外,医师和其他医务人员应接受定期的教育以提高对危重患者的照护水平。

3. 手术后护理

包括清创 VSD 引流技术及截肢术后护理。

4. 多学科治疗

一个多学科足部护理团队的建立可降低截肢率。一个理想的足部护理团队应包括糖尿病足专家、外科医师、足病专家、矫形支具师、石膏技师,并与整形科、足病科、血管外科和皮肤科医师及伤口造口师密切合作。

第四节　静脉炎的临床表现及处理

一、概述

(一) 定义

静脉炎是机体静脉血管内的急性无菌性炎症,根据炎症部位不同,静脉炎可分为浅静脉炎和深静脉炎。静脉炎是静脉输液患者较为常见的并发症之一。

(二) 危险因素

(1) 药物因素:药物的渗透压、pH、浓度、输注速度、给药持续时间直接影响患者血管内膜和静脉瓣。

(2) 留置针的规格、冲封管及留置时间。

(3) 穿刺部位皮肤及血管的情况:要准确评估,应避开疤痕、硬结和有炎症皮肤,合理选择静脉。

(4) 护理人员的专业技能:护理人员的工作经验、专业知识、穿刺技能如何,对患者的静疗健康教育是否到位等,直接影响静脉炎的发生情况。

(5) 患者因素:患者的年龄、免疫、营养、疾病、皮肤血管情况以及既往静脉穿刺状况也会导致药液渗漏,引发静脉炎。

二、临床表现

静脉炎的主要症状为患者穿刺部位出现红、肿、热、疼痛,严重者会形成血栓。患者会出现不同程度的发热、白细胞总数增高。

根据美国输液护理学会发布的 2016 版"输液治疗实践标准",INS 静脉炎分为 5 级:

(1) 0 级:无症状。

(2) 1 级:穿刺部位出现红斑,伴有或不伴有疼痛。

(3) 2 级:穿刺部位疼痛,且伴有红斑或水肿。

(4) 3 级:穿刺部位疼痛,伴有红斑或条索状物形成,且可触摸到条索状的静脉。

(5) 4 级:穿刺部位疼痛,伴有红斑或条索状物形成,可触摸到条索状的静脉且长度大于 2.5 cm,有脓液流出。

三、治疗与护理

(一) 合理建立静脉通路

根据 2014 年版的静脉治疗规范及国内外的血管活性药物使用指南,推荐首选中心静脉,在中心静脉途径给药不可行的抢救情况下,建议选择上肢前臂最粗大的静脉进行留置针穿刺单通道给药,且分别建立左、右上肢两条浅静脉通路。

(二) 缩短用药时间

静脉使用血管活性药物的持续时间与静脉炎的发生率呈正态分布关系。当患者病情好转后及时暂停给药或改用口服剂量。

(三) 合理选择敷贴

有文献指出,采用水胶体敷料粘贴于穿刺点及穿刺血管近心端静脉走向皮肤,可有效减少静脉炎的发生。

(四) 药物预防

赛肤润、喜辽妥、50%硫酸镁和紫草油等均为临床静脉炎防治的常用外用药物(图 7.9)。

(五) 制定标准化的用药流程

标准化流程需建立在相关证据的基础上,以保证护理行为的科学性、有效性,并达到提升护理质量的目标。

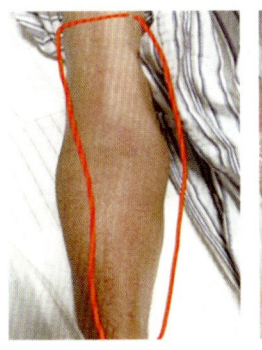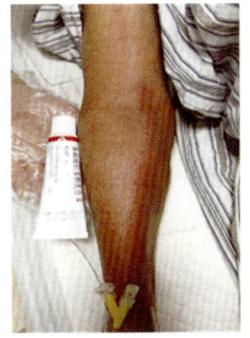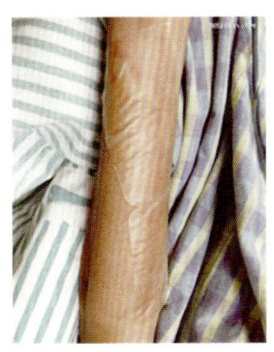

图 7.9　右前臂静脉炎

第五节　药物外渗相关伤口的临床表现及处理

一、概述

(一) 定义

药物外渗是指静脉输液过程中液体由血管渗入周围组织,引起局部发红、疼痛、肿胀、发热或发凉等现象,是输液治疗中常见的不良事件。

(二) 危险因素

(1) 输注对血管刺激性较大的药物,如抗肿瘤药物、高渗性药物、抗生素和强碱性药物。

(2) 输液时间过久和输液量过大。

(3) 穿刺针的类型。

(4) 穿刺部位:手腕关节处穿刺易外渗。

(5) 穿刺部位血管情况不佳。

(6) 精神状态或认知改变,如婴幼儿或躁动患者。

(7) 患者依从性差,不配合护理操作。

(8) 患者存在引起血管或血液循环受损的疾病。

(9) 静脉内留置针或留置导管时间长。

二、临床表现

美国静脉输液护理学会(infusion nursing society,INS)根据药物渗漏的临床表现,将药物外渗分为 5 级:

(1) 0 级:没有症状。

（2）1级：皮肤发白，水肿范围最大处直径小于 2.5 cm，皮肤发凉，伴有或不伴疼痛。

（3）2级：皮肤发白，水肿范围最大处直径为 2.5—15 cm，皮肤发凉，伴有轻到中等程度疼痛。

（4）3级：皮肤发白，呈半透明状，水肿范围最大处直径大于 15 cm，皮肤发凉，伴有轻到中等程度疼痛。

（5）4级：皮肤发白，呈半透明状，皮肤紧绷，有渗出，可有凹陷性水肿，皮肤变色，有瘀血伤、肿胀，水肿范围最小处直径大于 15 cm，循环障碍，伴有中度到重度程度疼痛。

三、治疗与护理

（一）药物外渗的紧急处理

1. 停止输液

停止输液并回抽残液。

2. 快速评估

快速评估外渗药物的名称、浓度以及对局部组织的刺激性和局部反应，快速做出应对。

3. 皮下注射

皮下注射相应解毒剂，药物外渗发生 1 h 内进行皮下注射可产生最好的结果。

（1）二氯甲基二乙胺和顺铂外渗：建议局部注射硫代硫酸钠。

（2）升压药外渗处理：首选酚妥拉明，使用 10 min 内可看到正常部位的血流灌注，如果仍然存在灌注不足，或者如果血管收缩延伸到更大的区域，有必要进行重复注射。

（3）血管加压素的外渗处理：注射特布他林或 2% 硝酸甘油，必要时每 8 h 重复注射一次。

（4）抗肿瘤和无细胞毒性药物、高渗溶液外渗处理：皮下注射透明质酸酶能增加局部血流从而有助于药物在组织中吸收及分散。

4. 局部环形封闭

常用 2% 利多卡因 4 mL＋生理盐水 6 mL＋地塞米松 1 mL 局部封闭，选择 4.5—5.5 号的头皮针，以 15°—20° 角度进针，针头须到达红肿正中处，沿肿胀范围外做环形封闭，封闭的药物充满整个肿胀区域。这样既可以稀释渗漏的药物浓度，也可以阻止药液在组织中的扩散，又可以镇痛，之后 2—3 天封闭一次（图 7.10）。

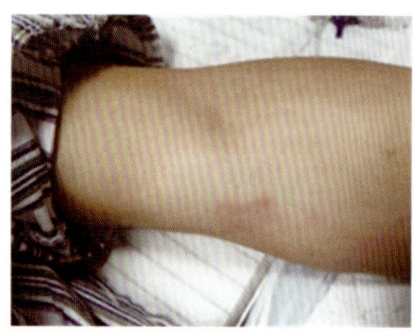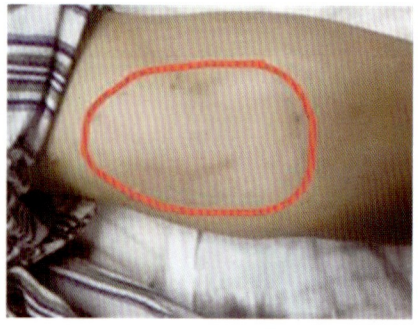

图 7.10　药物外渗局部环形封闭

5. 冷敷或热敷

根据外渗药液的种类选择冷敷或者热敷：

（1）对组织刺激小、容易吸收的药物外渗,如长春碱、长春新碱、草酸铂、依托泊苷、奥沙利铂等的处理首选热敷以促进扩散吸收,结合患侧肢体抬高,有利于静脉回流及对局部肿胀的吸收。根据患者的耐受性也可采用50%硫酸镁湿敷。

（2）对组织有刺激性的药物外渗,如多巴胺、氨茶碱、间羟胺、肾上腺素、去甲肾上腺素、苯妥英钠、高浓度营养液、钙盐、氯化钾、甘露醇、造影剂、放线菌素D、阿霉素、柔红霉素等,为了抑制药物在细胞内代谢,在最初的6 h内可用冷敷,24 h后热敷。

6. 中药湿敷

如局部肿胀明显,可给予如意黄金散湿敷(图7.11),可起到消除肿胀的作用。

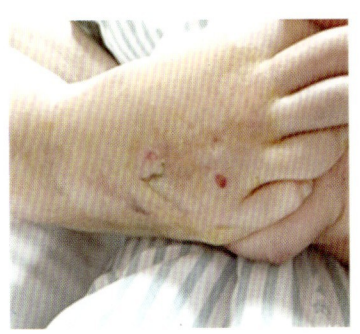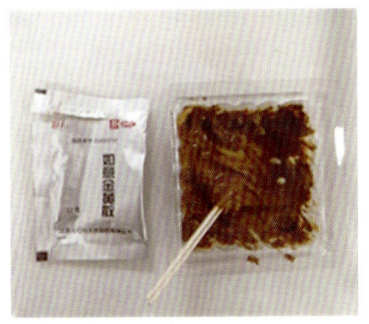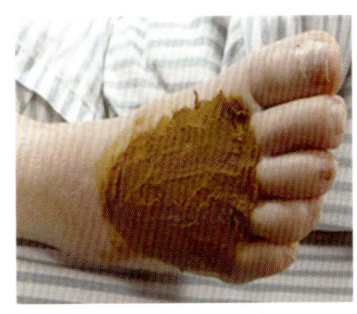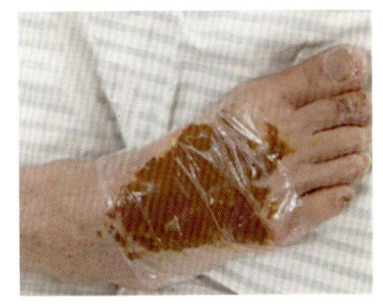

图 7.11　如意金黄散湿敷

7. 物理治疗

药物外渗24 h可选用红外线、红光等物理治疗以减轻症状,加速外渗药物的分散和吸收。

8. 记录并随访

发生药物外渗后,应详细记录药物外渗发生的时间、部位、范围,外渗药物名称、剂量,处理方法,患者主诉,局部皮肤情况。

（二）输液外渗伤口的处理

1. 水疱的处理

（1）对于多发型小水疱,保持其完整性,防止其摩擦受压,避免热敷,保持局部清洁并抬高局部,粘贴封闭水胶体或薄膜敷料,使水疱被自然吸收。

（2）直径大于1 cm的大水疱,无菌操作下用12—16号针头在水疱的边缘下方刺破水疱后以无菌纱布覆盖,吸干渗液,然后粘贴水胶体或薄膜敷料(图7.12)。

（3）开窗减压。当药物外渗后局部组织肿胀严重时,可考虑局部开窗引流,减轻局部压力,避免大面积组织的坏死。

（4）开放性伤口的处理。用生理盐水清洗伤口后患处切勿受压,根据伤口选择合适的敷料覆盖,局限性组织坏死可采用保守性锐器清创、选择适合敷料实施湿性治疗直至愈合,对广泛组织坏死须请外科医师会诊处理(图 7.13)。

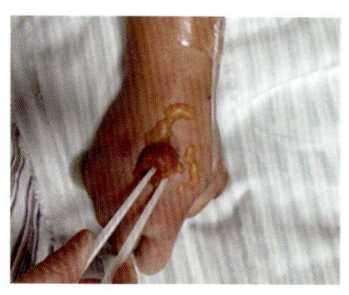
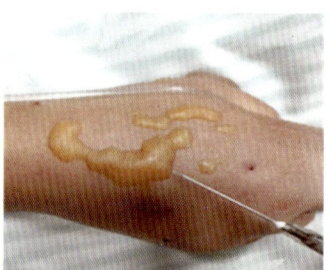
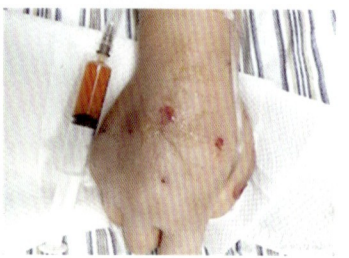
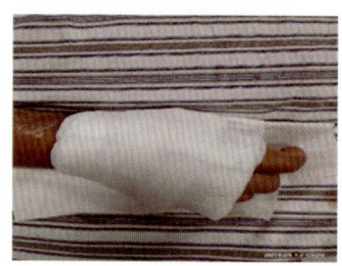

图 7.12　输液外渗大水疱处理

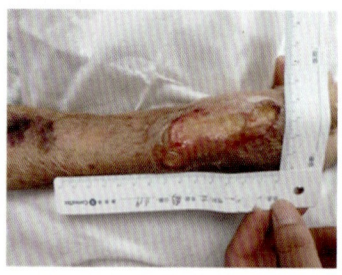
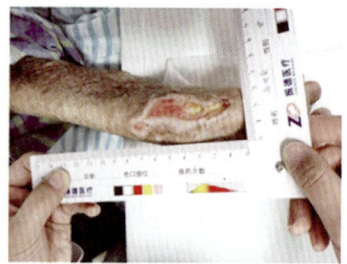

图 7.13　去甲肾上腺素外渗伤口

第六节　下肢静脉溃疡伤口的临床表现及处理

一、概述

（一）定义

静脉性溃疡(venous ulcers)是指因为静脉高压影响导致腿部或足部的开放性皮肤损伤。这是一种常见的临床疾病,占所有腿部溃疡的 70%—90%。其有病程长、易复发的特点,严重影响患者的生活质量,已成为临床外科护理中所面对的较为棘手的护理疾病。

(二) 病因

(1) 发生静脉返流引起静脉高压。
(2) 交通静脉功能欠缺。
(3) 小腿腓肠肌泵功能不全,静脉功能不全与腓肠肌泵功能衰退并存时更易发生下肢静脉性溃疡。

(三) 高危人群及危险因素

静脉溃疡多见于从事长时间站立职业的劳动工作者,如教师、外科医师、护士、厨师、营业员、交警、理发师等;肥胖、怀孕、吸烟、缺少锻炼、发生深静脉血栓,均是此类疾病的易患因素。

二、临床表现

静脉性溃疡一般为表浅性溃疡,发病部位常为患者小腿下 1/3 部位的内侧或外侧,以内外踝或胫前等足靴区最常见。

(一) 水肿

患肢多有静脉曲张,小腿、足踝部水肿,水肿通常在长时间站立时加重,而在腿部抬高和行走时减轻。

(二) 基本皮损

开始出现于足踝内侧,但随之可能侵犯足部及小腿,可见由渗出红细胞分解的含铁血黄素产生的褐色及灰蓝色的色素沉着,进而出现瘙痒、红斑、脱屑、渗出、糜烂,最后发展成为单发或多发的溃疡。

(三) 自觉症状

初期瘙痒,久站或久坐后出现下肢胀痛,溃疡活动期或感染时疼痛明显,并伴有患侧腹股沟区淋巴结肿大。疼痛可因卧床休息和抬高患肢缓解。

三、治疗与护理

下肢静脉溃疡的患者在不同的病程进展中表现的临床特点不一样,治疗难度较大,需要予以个性化的治疗方案,主要从压力治疗、伤口床管理、长期维护方面进行护理。

(一) 治疗方式

1. 压力治疗

压力治疗是治疗下肢静脉性溃疡最基本的手段,包括使用弹力袜、弹力绷带及开展充气加压治疗等。通过梯度压力对肢体加压,促进静脉回流,缓解肢体瘀血状态。

（1）目前的黄金标准是四层包扎:即依次采用管状绷带、海绵绷带、低弹绷带、自粘绷带由内向外加压包扎,同样每层绷带同样以螺旋向上方式按50%重叠,从远端足背缠绕至膝关节下2横指,压力逐层递减。

（2）卧床休息时抬高患肢,并进行踝关节和小腿的规律运动,可增加下肢静脉回流,缓解静脉高压。

2. 手术治疗

浅静脉单剥术、静脉交通支阻断术和深静脉瓣膜成形术。

3. 其他治疗

目前针对难治性的下肢静脉溃疡,还有硬化剂注射治疗、高压电刺激治疗、超声引导下微波治疗、清创联合负压封闭引流技术等,并已取得良好的治疗效果。

（二）伤口管理

1. 伤口评估

详细记录伤口的位置、长度、宽度、深度,是否存在潜行,有无蜂窝织炎及分泌物情况(分泌物的量、类型、颜色和气味)。另外,要特别关注伤口周围皮肤情况,包括有无潮湿相关性皮炎。几乎所有的静脉性溃疡都有细菌定植,因此需要进行伤口细菌培养。

2. 伤口处理

遵循伤口护理基本原则,通过有效的伤口处理方法,促进伤口愈合,包括采用温生理盐水进行伤口清洗;当伤口床存在腐肉、黑痂、失活组织时须进行手术清创或保守性锐器清创。近年来,超声清创、水刀清创越来越多地应用到伤口清创中。慢性溃疡伤口必须保持伤口湿度平衡,为此需要局部使用敷料进行治疗。在治疗的同时,也可使用一些辅助闭合技术,如生长因子局部外用、真空负压、高压氧疗、自体上皮或同种异体移植、人工皮肤等。可使用新型敷料,如溃疡贴、水凝胶、水胶体油纱、藻酸钙敷料、藻酸盐敷料、银离子敷料、泡沫敷料、普朗特液体敷料等(图7.14)。

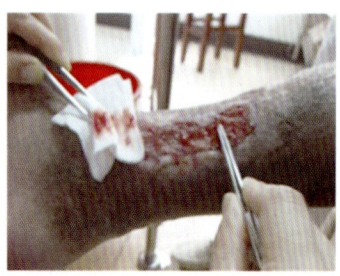
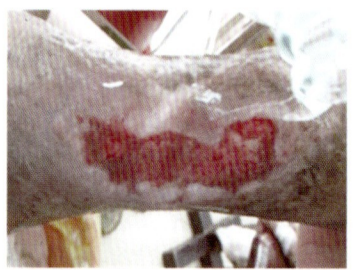
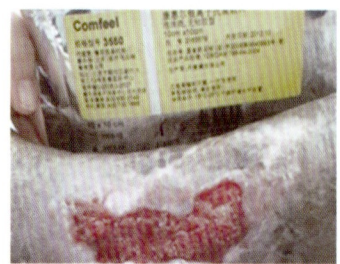
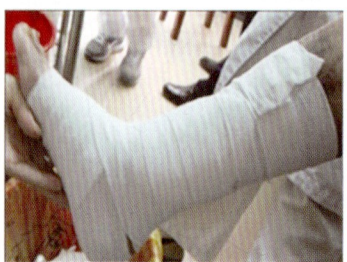

图7.14　下肢静脉溃疡伤口处理

3. 长期维护

下肢静脉性溃疡的复发率高达70％,大多数治疗不能根除静脉压增高,因此需要进行长期的加压治疗。已愈合或已手术修复的静脉性溃疡,建议长期穿戴二级压力及以上的医用弹力袜,并且每6个月更换。

图7.15为下肢静脉溃疡伤口及愈合后的下肢静脉溃疡伤口。

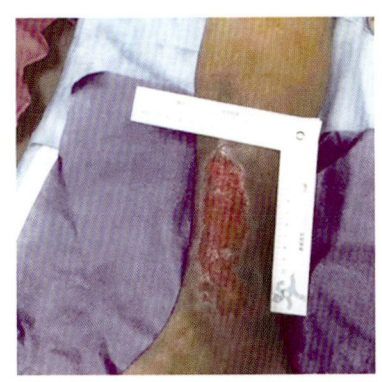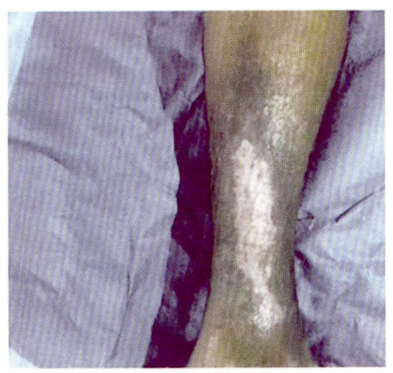

图7.15 下肢静脉溃疡伤口及愈合后的下肢静脉溃疡伤口

第七节 下肢动脉栓塞的临床表现及处理

一、概述

(一) 定义

下肢动脉栓塞是指由于各种原因引起的下肢血供突然减少,血流灌注不足,从而导致下肢缺血甚至肢体坏死的一类疾病,病程小于2周。这是血管外科常见的急重症,具有起病急、缺血重、进展迅速的特点,严重威胁患者的肢体甚至生命。

(二) 病因

1. 心源性

绝大多数栓子来源于心脏,其中约有80％的患者合并有心房颤动。在我国,风湿性心脏病是动脉栓塞最常见的发病原因。

2. 血管源性

动脉粥样硬化斑块脱落也是动脉栓塞的原因之一,但相对少见。

3. 医源性

心脏及血管手术,各种有创血管检查和介入治疗增加了栓塞的危险,导管或导丝折断、支架或滤器移位脱落,也可成为栓子。

4. 其他因素

癌栓、脂肪、羊水、空气及各种原因导致的血液高凝状态等。恶性肿瘤可破溃进入动脉循环形成栓子,以原发或转移性肺癌最为常见。

二、临床表现

下肢动脉栓塞患者的症状取决于病变节段的位置、侧支循环建立的程度及缺血组织的代谢变化。典型表现为"6P"征,即疼痛、苍白、无脉、肢体发冷、感觉异常及麻痹(图 7.16)。对于合并慢性缺血的患者,如下肢动脉粥样硬化性闭塞症的患者,患肢的侧支循环通常较为丰富,不会表现为典型的"6P"征。此外,这类患者往往有间歇性跛行病史,且合并外周血管疾病的危险因素,如吸烟、高血压、肾功能不全或糖尿病。

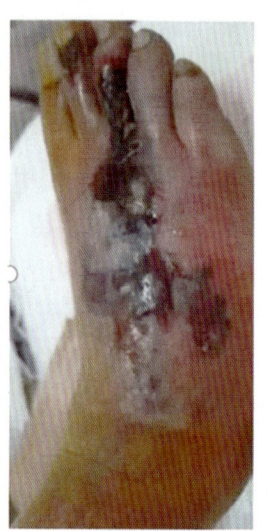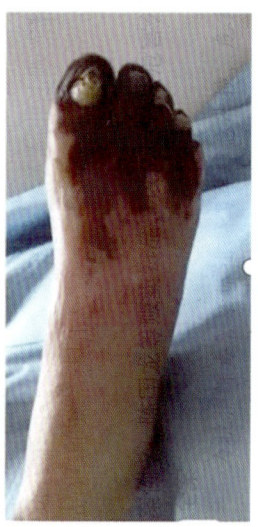

图 7.16　下肢动脉栓塞引起肢端坏死

三、治疗与护理

(一) 治疗

(1) 一旦诊断明确,患者若无禁忌,应立即使用低分子肝素抗凝,若患者疼痛感强烈,应给予镇痛,并且注意原发病的治疗。

(2) 应根据患者自身基础情况、发病因素、病变节段及范围等选择合适的治疗方式。

(3) 当肢体血液循环障碍,导致肢体远端组织缺血性溃疡、坏疽伴感染,便不得不采取截肢手段来终止病理发展过程,解除患者痛苦,挽救患者生命。

（二）护理要点

1. 患肢观察

重点观察患肢的血运情况,包括皮温、动脉搏动、皮肤颜色、疼痛、有无感觉障碍及运动障碍。一般术后 24 h 内动脉搏动不能触及或触及较弱,但皮肤颜色、温度和静脉充盈时间可于手术当天恢复。若患肢疼痛再次出现或较术前加剧,皮温低,颜色苍白或发绀,则提示再栓塞可能,应立即汇报医师处理。

2. 术后并发症护理

（1）出血或血肿。这是取栓术后最常见的并发症,多发生在穿刺部位。观察切口敷料有无渗血情况;重视患者的主诉,观察有无腹痛、腹胀情况,及时发现腹膜后出血等严重并发症。

（2）动脉再栓塞形成。一旦发现患肢出现剧烈疼痛、皮肤苍白、皮温降低,应考虑再栓塞的可能,应立即通知医师。

（3）骨筋膜室综合征。骨筋膜室综合征是术后较常见的并发症,表现为肢体持续性剧烈疼痛,且进行性加剧;表面皮肤略红,温度稍高,肿胀,有严重压痛。触诊可感到室内张力增高及浅静脉怒张,肌力减弱,但远端动脉搏动可存在。出现这种情况应及时通知医师行骨筋膜室切开减压术以挽救肢体。

3. 体位及活动

协助患者及时变换体位,防止肢体长期受压而导致压力性损伤的发生,术后应指导患者平卧 24 h,患侧肢体制动 12 h,教会患者进行足背伸屈运动,以促进血液循环。

下肢截肢患者应抬高床尾 24—48 h,以促进静脉回流,减轻水肿,但不可持续用软枕抬高残肢,以防引起髋关节、膝关节屈曲挛缩畸形,术后 48 h 开始进行残肢肌肉舒缩运动,术后 3 周进行残肢关节活动。

4. 伤口护理

当患肢出现严重缺血时,形成张力性水疱,应注意保护,防止破溃,一旦破溃引起全身脓毒血症,危及生命,须立即手术。已发生破溃的肢体,须采用吸收性较好的无菌棉垫或无边泡沫敷料收集渗液,不可使用有边敷料,以免导致表皮撕脱,并遵医嘱使用全身抗生素治疗,预防感染。

5. 疼痛护理

肢体疼痛剧烈,采用长海痛尺进行疼痛评分,评分大于 4 分的患者遵医嘱使用镇痛镇静药物,指导患者穿着宽松衣裤,便于观察患肢皮肤情况的同时,避免衣物摩擦导致疼痛加剧。

第八节　静脉血栓栓塞症

一、概述

(一) 定义

静脉血栓栓塞症(VTE)是深静脉血栓形成(DVT)和肺动脉栓塞(PE)这两种疾病在不同阶段的总称。深静脉血栓形成是指血液在深静脉内不正常凝结引起的静脉回流障碍性疾病,多发生于下肢,其中以左下肢多见。

(二) 病因

1. 血管壁的损伤

静脉壁因外伤、手术、创伤、缺氧、血栓或静脉注射刺激性药物等使内膜遭到破坏,形成血栓。

2. 血流缓慢

这是造成下肢 DVT 的首要因素。长时间的卧床、久坐或周围组织压迫均可导致血流缓慢,容易引起血栓形成。

3. 血液的高凝状态

这是血栓形成的诱发因素。手术后、创伤、恶性肿瘤患者及妊娠期女性由于血液处于高凝状态,容易诱发 DVT。

(三) 高危因素

包括年龄大于 40 岁、制动、长期卧床、手术、恶性肿瘤、创伤、妊娠及产褥期,以及既往有过静脉血栓病史、红细胞增多症、巨球蛋白血症、骨髓增生异常综合征、系统性红斑狼疮、肥胖、吸烟史、髂静脉压迫综合征等。

二、临床表现

(一) 患肢肿胀

肿胀是下肢静脉血栓形成后最常见的症状,患肢组织张力高,呈非凹陷性水肿,皮色泛红,皮温较健侧高,肿胀严重时,皮肤可出现水疱;活动后加重,抬高患肢可减轻,静脉血栓部位常有压痛。

（二）疼痛和压痛

发病1—2周后，患肢可出现浅静脉显露或扩张。血栓位于小腿肌肉静脉丛时，Homans征和Neuhof征呈阳性（患肢伸直，足突然背屈时，引起小腿深部肌肉疼痛，为Homans征阳性；压迫小腿后方，引起局部疼痛，为Neuhof征阳性）。

（三）PE的临床表现

当患者出现胸痛、咳嗽、咯血、呼吸困难及气促，应警惕发生肺栓塞的可能，严重者可出现右心衰竭、持续性低血压甚至休克，导致患者突然死亡。

（四）分型及特点

下肢DVT的分型主要包括普通型和特殊型。

1. 普通型

普通型又分为周围型、中央型和混合型。周围型血栓是指股浅静脉下段的血栓形成，一般表现为小腿疼痛和轻度肿胀，活动受限；中央型血栓是指髂总、髂外到髂股静脉血栓形成，一般表现为臀部以下肿胀，腹股沟及患侧腹壁浅静脉怒张、皮温高；混合型血栓是指全下肢深静脉血栓形成，表现为全下肢的水肿。

2. 特殊型

特殊型包括股青肿和股白肿。下肢DVT广泛累及肌肉内静脉丛时，由于髂股静脉及其侧支全部被血栓阻塞，组织张力极度增高，致使下肢动脉痉挛，肢体缺血甚至坏死。发生股青肿时疼痛剧烈，患者皮肤呈紫色，动脉痉挛，动脉搏动减弱或消失，皮温降低，进而引起休克和下肢湿性坏疽（图7.17）；当下肢深静脉急性阻塞时，下肢水肿在数小时内达到最大程度，肿胀呈凹陷性和高张力，阻塞主要发生在股静脉系统内。当合并炎症时，会继发动脉痉挛，表现为全肢体肿胀、皮色苍白、皮下小静脉扩张呈网状。

股青肿和股白肿是DVT较少见的类型，是DVT的一种紧急状况，需立即行手术取栓或器械性血栓清除术，方能挽救肢体。

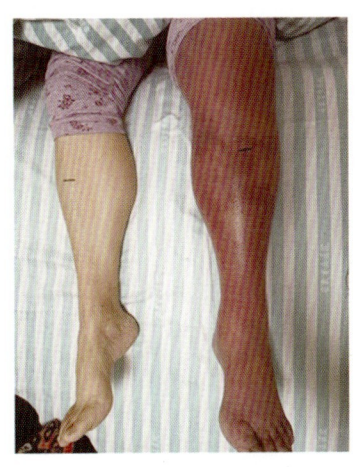

图7.17 下肢静脉栓塞（股青肿）

三、治疗与护理

（一）预防

1. DVT 的预防

护理工作的重点包括基础预防、药物预防和物理预防。

在病情允许的情况下，鼓励及早活动，包括更换体位、深呼吸、咳嗽练习、下床活动或离床坐位。

对于长期卧床或活动无耐力的患者，抬高下肢 20°—30°，保持膝关节伸直位；指导并督促患者做下肢的主动或被动运动，如足背伸屈运动，每日数十次，每次 3—5 min；多饮水，禁食水期间静脉补液，避免因脱水导致的血液黏稠度增加；避免下肢静脉穿刺，偏瘫患者避免患侧输液。

2. 高危人群常规抗凝治疗

遵医嘱使用低分子肝素、利伐沙班，并注意观察出血倾向。

3. 机械物理预防

使用循序减压弹力袜或弹力绷带，加速下肢静脉血流速度；使用间歇性腿部充气压力泵，使下肢静脉血流速度加快，起到预防血栓的作用。此类方法适用于有抗凝禁忌人群，对于下肢缺血或有严重出血倾向的患者应慎用。

（二）治疗

VTE 的治疗包括非手术治疗和手术治疗。

（三）护理要点

1. 休息与活动

DVT 患者发病急性期（2 周内）需要卧床休息，患肢制动，禁止热敷、推拿、按摩，以防栓子脱落。卧床期间抬高患肢，高于心脏 20—30 cm，同时膝关节微屈 15°，以利于下肢静脉回流，减轻水肿。保持大便通畅，吸痰等操作轻柔，以免造成腹压突然增高致血栓脱落引起肺栓塞。避免碰撞患肢，翻身时动作不宜过大。PE 患者要严密监测血压、血气变化，评估患者生命体征是否稳定，并抬高床头，建立两条以上静脉通道，高流量吸氧，镇静，镇痛，对症处理。

2. 饮食

给予高维生素、高蛋白、低脂饮食，忌食油腻食物，以免增加血液黏度，加重病情。多进食富含纤维素及维生素的食物，多饮水，保持大便通畅。

3. 病情观察

注意观察患肢周径及皮肤颜色、温度变化，每日测量腿围。该病最常见最严重的并发症是肺栓塞，出现胸闷、胸痛、呼吸困难、窒息感、咳嗽、咯血等情况时应立即汇报医师，警惕发生 PE。发生 PE 的患者要严密监测其意识状态、呼吸状态以及有无心功能不全表现。

4. 抗凝溶栓治疗注意事项

抗凝治疗最常见的并发症就是出血,如近期抗凝溶栓治疗后出现以下出血症状:牙龈反复出血、鼻出血、身上出现瘀斑瘀血点、女性月经量明显增加、咯血、呕血、大小便带血、神志不清等脑出血意外等情况时应立即汇报医师。

第九节　癌性伤口的临床表现及处理

一、概述

(一) 定义

癌性伤口(malignant fungating wounds,MFWs)是指癌症原发于皮肤局部或由其他部位转移至皮肤所致的皮肤损伤或伤口(图7.18)。

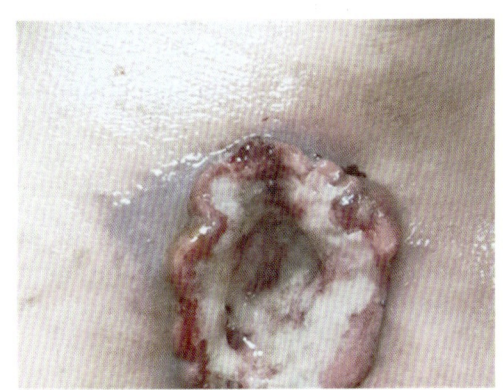

图 7.18　癌性伤口

(二) 病因

发生癌性伤口的病因有很多,主要有以下几种:

(1) 癌细胞通过淋巴和血液进行的皮肤转移。

(2) 直接来自于原发伤口,肿瘤复发,诊断或手术过程中发生的机械性种植。

(3) 与某些肿瘤的治疗措施有关,如化疗渗出和放疗造成的急性或迁延性反应等。

(4) 某些慢性伤口也有发生癌变的可能,伤口恶变的确切机理仍不清楚。

二、临床表现

癌性伤口一般发生在患者生命的最后 6—12 个月,主要表现如下:

(一) 渗液

肿瘤细胞、肿瘤组织血管通透性增加以及血管通透性因子的分泌是产生大量渗出液的主要原因。此外,细菌性蛋白酶对组织的水解作用和与感染相关的炎性反应均会使渗液增加。

(二) 恶臭

(1) 厌氧菌感染:厌氧菌被认为是引起恶臭的主要原因。

(2) 组织坏死会产生臭味:坏死组织中的蛋白质代谢的最终产物是产生臭味的缘由。

(3) 浸透渗液的污染敷料,其中含有感染后产物或坏死组织的渗出液。

(4) 也可能与肿瘤本身有关,癌性伤口表面微生物的新陈代谢及腐败作用可引起异味。

(三) 出血

MFWs 有丰富的血供,细胞增殖旺盛。由于肿瘤细胞侵袭到周围血管,并快速降低了肿瘤内血小板功能,使出血成为癌性伤口常见的症状。

(四) 疼痛

疼痛是 MFWs 患者最常见的症状,有 31.3%—77.3% 的癌性伤口患者均有疼痛表现。另外,不恰当的伤口清洗、去除粘连在伤口上的敷料等护理创面的过程也是导致疼痛的重要诱因。

三、治疗与护理

(一) 治疗原发病

对原发肿瘤的治疗可缩小伤口、控制及改善伤口症状。常见的有放疗、化疗、激素治疗和姑息性手术等。

(二) 伤口护理

应针对癌性伤口特点及患者舒适护理目标制定姑息护理方案以减轻伤口症状,以控制感染、伤口渗液、恶臭及疼痛为主要目的,提高患者生活质量。

1. 伤口评估

主要评估伤口的部位、大小、外观、渗出、臭味、周围皮肤情况和其他有关的症状,通过评估来指导局部治疗和护理。

2. 渗液管理

渗液是困扰多数患者的核心问题,而臭味、出血、周围皮肤浸渍、疼痛、心理问题的出现几乎均与严重的渗液有关。敷料在癌性伤口渗液管理中是必不可少的,各种敷料对伤口渗液有不同的效果。保护伤口周围皮肤是伤口渗液管理的另一个目的。

3. 减轻气味

清除坏死组织并充分清洗创面、局部抗菌治疗是去除癌性伤口臭味的基础步骤。伤口清洗可减少残留坏死组织和细菌数目来减少臭味；对厌氧菌有杀灭作用的甲硝唑被广泛用来控制伤口臭味，可用作溶液做伤口灌洗，或浸湿纱布后填塞腔隙或覆盖伤口表面；含有除臭剂(如活性炭)敷料的使用可减少臭味。

4. 控制出血

(1) 保持溃疡面呈微湿状态，防止敷料与创面粘连，以确保移除敷料时无出血。

(2) 使用非黏性敷料，保持湿性伤口环境，清洗伤口时选择冲洗而不是擦洗可减少创面损伤和出血的危险。

(3) 更换敷料的过程中动作要非常轻柔，不要频繁更换敷料，尽量减少因更换敷料对伤口产生的不良影响。

5. 减轻疼痛

创面处理过程中采用视觉模拟量表评估患者疼痛程度。将清洗创面的生理盐水加热至37 ℃后冲洗创面，可提高患者舒适度。可采用非黏性敷料作为一级敷料来减轻敷料的粘连并保护裸露的神经末梢，以减少疼痛的产生。

第八章

特殊疾病相关皮肤改变的临床表现及处理

第一节 慢性肾衰患者皮肤改变的临床表现及处理

一、概述

慢性肾衰竭（chronic renal failure，CRF），简称慢性肾衰，指各种原发性或继发性慢性肾脏病进行性进展引起肾小球滤过率（GFR）下降和肾功能损害，出现以代谢产物潴留，水、电解质和酸碱平衡紊乱和全身各系统症状为主要表现的临床综合征。肾脏疾病在皮肤表现主要有两大类：伴有肾脏受累的遗传相关性综合征和获得性肾病。获得性肾脏疾病常会出现皮肤病变，特别是慢性肾衰患者，研究显示有 50%—100% 的终末期肾病患者至少患一种皮肤病。由于治疗技术手段的进步，慢性肾衰竭患者的平均寿命增加，出现皮肤并发症的概率也随之增加。

二、临床表现

慢性肾衰患者的皮肤并发症可分为非特异性改变和特异性改变。

（一）非特异性改变

1. 皮肤瘙痒

皮肤瘙痒是慢性肾衰患者的常见并发症，慢性肾病相关性瘙痒可以是全身泛发的，也可仅局限背、面部等部位。慢性肾衰患者瘙痒的机制尚未完全阐明，可能的原因为：

（1）继发性甲状旁腺功能亢进，甲状旁腺激素水平增高，影响中枢和周围神经功能。

（2）慢性肾衰患者血清组胺升高的机制为：组胺及其代谢产物主要经肾脏排泄，当发生肾功能衰竭时，患者体内组胺潴留，透析并不能充分清除组胺，故血清组胺水平升高，而组胺是引起瘙痒的主要介质。

（3）皮肤干燥的影响：慢性肾衰长期行血液透析治疗的患者由于皮肤脱水、皮肤脂质含量减少，常并发皮肤干燥。有资料证实，干燥是加重皮肤瘙痒的因素之一，中至重度皮肤干燥可使瘙痒程度增加 50%—100%。

（4）缺铁性贫血：对于终末期肾衰竭患者，缺铁性贫血是引起皮肤瘙痒和炎症的常见原因之一。

（5）其他原因：如肾衰伴丙肝的患者，皮肤瘙痒发病率高于无丙肝患者；瘙痒的发生还可能与患者肾功能不全的程度、透析方式有关。

2. 皮肤干燥症

表现为全身或局部皮肤干燥、脱屑。按严重程度划分：轻度——皮肤干燥无脱屑；中度——皮肤干燥并少许脱屑；重度——皮肤干燥并明显脱屑。

慢性肾衰患者发生皮肤干燥的原因普遍为：

（1）患者长期透析导致皮肤脱水。

（2）皮肤屏障功能的改变。

（3）皮脂腺、汗腺萎缩和功能受损。

（4）其他原因：皮肤干燥与表皮中维生素 A 水平增高有关，还与贫血、合并糖尿病、大量利尿剂的摄入等因素有关。

3. 色素改变

肾衰可以导致 α-黑素细胞刺激素清除障碍、黑素颗粒增加，形成弥漫或局限性色素沉着。皮肤变黄则是由于类胡萝卜素和尿色素在真皮沉积。

（二）特异性皮肤改变

1. 钙化防御

疼痛性、紫红色皮损和延迟不愈的溃疡坏死是其典型特征，常见于肾衰患者。

2. 肾源性系统性纤维化

通常在四肢出现橘皮样硬化性斑块，有时可累及内脏。

3. 尿毒症霜

少数慢性肾衰患者由于汗液中尿素的累积，汗液蒸发后会在皮肤上留下黄白色结晶，常常伴随着尿素氮水平的升高，提示预后较差。

图 8.1 是慢性肾衰患者皮肤改变。

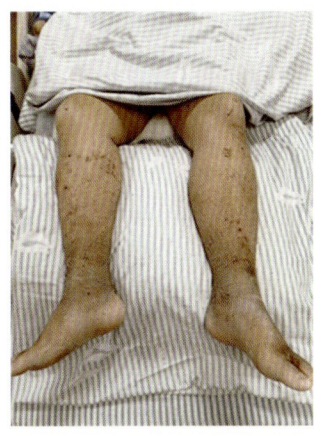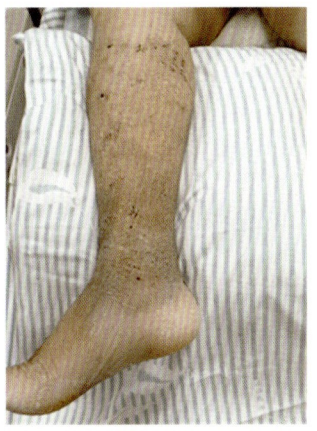

图 8.1　慢性肾衰患者皮肤改变

三、治疗与护理

（一）疾病治疗

治疗基础疾病和改善使肾衰竭恶化的因素，延缓慢性肾衰竭的发展。

（二）皮肤护理

1. 皮肤瘙痒的护理

顽固的皮肤瘙痒给患者造成极大痛苦。因此，在对患者进行治疗的同时，指导患者进行皮肤护理尤为重要。

（1）指导患者对痒处不用手抓而用手拍，做到勤洗手、勤剪指甲，有效防止患者因抓破皮肤导致交叉感染。

（2）保持皮肤清洁、滋润，可用甘油擦剂、润肤霜或含 0.25% 薄荷醇药水外涂皮肤。

（3）用冷水或冰毛巾冷敷可达到止痒效果，切忌用热水烫洗或碱性肥皂清洗。

（4）药物治疗：有研究显示，抗组胺药、开瑞坦（塞氯吡啶）对治疗慢性肾衰患者的顽固性皮肤瘙痒有一定疗效。

2. 皮肤干燥症的护理

皮肤干燥症的主要治疗方法是外用保湿剂，促进细胞间脂质双层的修复，重建角质形成细胞正常分化的周期，最终通过补水恢复脂质含量和表皮的完整性。主要护理方法如下：

（1）洗浴不宜过于频繁，时间不宜过久，水温不宜过高。建议温水洗浴，避免用力揉搓皮肤和使用刺激性肥皂或沐浴露，浴后立即外涂甘油或保湿剂，防止水分流失。

（2）在干燥的环境中（如冬季室内、空调房间）建议使用空气加湿器。

（3）当皮肤出现干燥而未出现红斑、瘙痒等症状时不考虑使用激素药膏，推荐定期使用保湿剂。

（4）研究表明，应用多磺酸黏多糖类药物可有效治疗干燥症。

（5）应将慢性肾衰的治疗与皮肤干燥的干预同时进行，预防皮肤干燥的发生或加重。

3. 钙化防御的护理

（1）预防。慢性肾衰伴糖尿病且同时接受透析的患者，应早期筛查下肢动脉（包括足背动脉）有无狭窄和闭塞。若有尽量避免皮肤受损和骨化三醇冲击治疗，以降低皮肤钙化防御的风险。

（2）药物治疗。一般建议使用硫代硫酸钠直至患者皮肤创面愈合。硫代硫酸钠的不良反应有恶心、呕吐、低血压和代谢性酸中毒，故在首次输注的过程中可给予患者心电监护，严密监测生命体征变化。输注速度宜均匀缓慢，以免发生不良反应。

（3）局部治疗。局部使用聚维酮碘溶液消毒和 10% 聚维酮碘溶液纱布湿敷（有渗液时）。日常保持创面干燥，预防继发感染。持续治疗伤口的同时，应积极改善足背动脉闭塞和寻找改善局部皮肤营养的治疗方法，改善患者最终预后。

(三) 综合管理

慢性肾衰患者皮肤并发症多,医师和护理人员应及时评估患肢皮肤变化,采取有效的治疗及护理措施,并获得患者对治疗的理解、信任和支持。多学科协作和医护一体化治疗在慢性肾衰患者皮肤康复治疗过程中是十分重要的。

第二节　慢性阻塞性肺疾病患者皮肤改变的临床表现及处理

一、概述

慢性阻塞性肺疾病(chronic obstructive pulmonary disease,COPD)是一种以气流受限为特征的可以预防、治疗的肺部疾病,气流受限不完全可逆,呈进行性发展,是临床常见的呼吸系统疾病,主要由感染引起,受气道结构及炎症反应的影响,患者病情反复发作、迁延难愈。COPD患者由于长期缺氧,皮肤性状发生改变,耐受性降低,皮肤损伤的发生风险大大增加。此外,患者群体多为60岁以上的老年人,而老年人皮下脂肪萎缩,血流缓慢,对外界压力的耐受性差,易发生皮肤损伤;COPD为慢性疾病,疾病本身对患者来说就是一种慢性消耗,随着年龄增长,有营养不良状况发生,而营养状况差是导致很多皮肤问题发生的主要全身性危险因素之一,也会导致伤口迁延不愈。

109

二、临床表现

COPD患者随着疾病的进展可出现以下皮肤问题:

(一) 水肿、皮肤菲薄发红

系COPD患者长期使用激素类药物、局部毛细血管增生所致。

(二) 皮肤撕裂伤

患者皮肤菲薄,且住院期间各类医用黏胶使用频率高,皮肤撕裂伤发生概率增大。

(三) 杵状指

系COPD患者长期缺氧,缺氧时末端肢体毛细血管增生扩张,血流丰富,软组织增生,导致末端膨大。

(四) 压力性损伤

COPD患者卧床时间较长,活动减少,易发生压力性损伤;多数COPD患者需行无创机械通气，长时间佩戴材质较硬的无创呼吸机面罩，会对患者面部产生一定的压力，易引发器械性压力性损伤。

（五）潮湿相关性皮炎

COPD患者发生二氧化碳潴留时，会增加皮肤出汗量，易发生潮湿相关性皮炎。

（六）失禁性皮炎

COPD患者多高龄，患者皮肤状况差、移动能力受限、认知能力降低、个人卫生无法自理，这些是发生失禁性皮炎的高危因素。

三、治疗与护理

（一）疾病治疗

预防COPD发病，如避免寒冷刺激、感染等；COPD发作时，应及时就医，正规治疗，以控制症状。

（二）加强基础护理

保持皮肤清洁干燥，根据患者皮肤情况使用皮肤保护剂，以避免或减少对皮肤的刺激；使用无创机械通气时，及时用纱布擦拭无创呼吸机面罩内的冷凝水，避免潮湿。

（三）全面评估

护理人员应对患者进行结构化风险评估，全面、系统、科学地评估可以降低皮肤问题的发生率。如使用Braden量表进行压力性损伤风险筛查，护理人员可以找出患者发生压力性损伤的具体危险因素，并有针对性地给予预防措施。

（四）体位管理

定时帮助患者变换体位，包括高枕平卧、左/右侧卧、半侧卧以促进局部血液循环；肺心病患者取端坐卧位时，可于患者骶尾部置软枕并使用水胶体敷料或泡沫敷料，以减少骶尾部皮肤的受压与摩擦。

（五）器械压力性损伤的预防

使用无创机械通气时，可使用水胶体敷料和泡沫敷料预防颜面部压力性损伤，注意患者主诉，调整固定带，确保松紧度适宜；患者病情允许时，面罩可每2h放松1次，每次放松10—20 min；病情稳定时，暂时脱机用鼻导管吸氧，脱机时间根据患者的具体情况而定。

无创面罩颜面部压力性损伤预防的操作步骤如下：先剪4条2 cm×10 cm透明贴，贴于额头、鼻梁、三角区，再将无黏胶泡沫贴剪成模型，覆盖于面部（图8.2）。

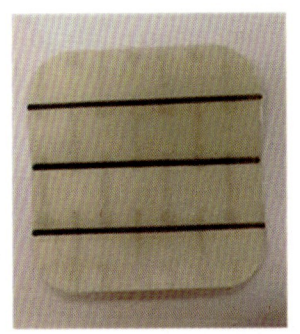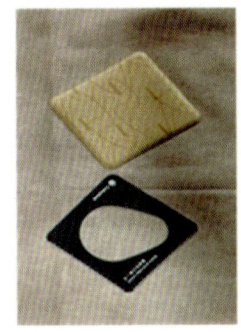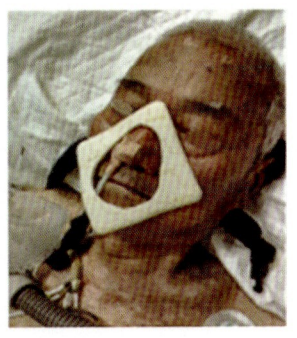

图8.2　无创面罩颜面部压力性损伤预防

第三节　系统性红斑狼疮患者皮肤改变的临床表现及处理

一、概述

系统性红斑狼疮(systemic lupus erythematosus,SLE)是一种病因未明、侵犯多种器官的系统性慢性炎性疾病,以具有抗核抗体等明显的免疫学异常为特征。SLE是最常见的一种结缔组织病,患者有多种多样的症状和体征,80%的患者皮肤受累,常有助于诊断。本病多见于中青年女性,男女之比为1:7,发病年龄以20—40岁最多,也可见于儿童和老人。皮损好发于面、颈、胸前、双手背、前臂外侧等暴露部位,少数泛发。多数患者伴有内脏器官、头发、黏膜及指(趾)甲损害。

二、临床表现

(一) 皮肤损害

见于80%—90%的患者。红斑是最常见的症状,颜面蝶形红斑(图8.3)、甲周红斑和指(趾)远端红斑具有特征性,常出现较早。面部有特征性蝶形水肿性红斑,颜色鲜红或紫红,境界清楚,表面光滑或覆少量灰白色黏着性鳞屑,偶有渗出和水疱,消退后留褐色斑。指(趾)及甲皱襞水肿性暗红色斑,可见多形红斑或冻疮样损害及短线状毛细血管扩张,指(趾)末端可见少数紫红色斑点、瘀点、紫斑、溃疡、坏死及点状萎缩等。多数患者具有光敏性,日光照射后症状加重或皮疹数量增多、面积扩大。

(二) 黏膜损害

20%—30%的患者有口腔(图8.4)、鼻腔及外阴黏膜损害,通常表现为点状或片状红斑,

111

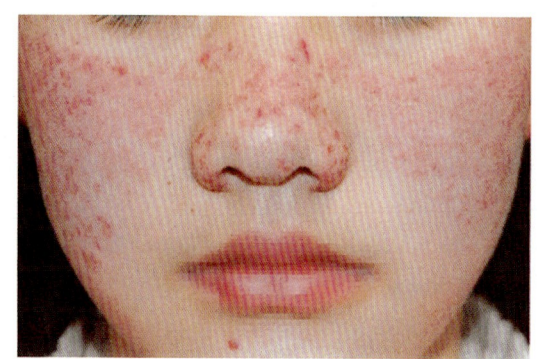

图 8.3　面部蝶形红斑

可糜烂或形成浅表性溃疡，表面浸渍发白，边缘有轻度红晕，唇部常有水肿、痂皮和皲裂，外阴损害可继发感染出现脓性分泌物。

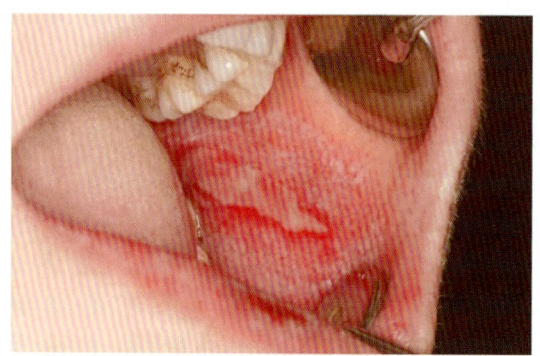

图 8.4　口腔黏膜损伤

（三）头发损害

多数患者头发稀疏、易断、干燥、无光泽、长短不一。约 50% 患者在疾病进展期有局限性或弥漫性脱发，以前额及头顶处最为明显，但多数可恢复。

（四）甲损害

可有甲板变色、脱屑、轻微增厚，部分指甲半月处变薄或分层。

三、治疗与护理

（一）局部治疗

皮损处可涂擦或封包 0.025% 醋酸氟氢可的松软膏、0.025% 醋酸氟轻松软膏等，1—2 次/日。肢端血管炎样损害可用肝素钠软膏或喜疗妥软膏等，3 次/天。

（二）护理要点

1. 保护皮肤

（1）防晒：应避免阳光直射，用遮光效果好的深色窗帘；在太阳下运动和野外工作时注意防晒，禁日光浴。食物如紫茄子、紫甘蓝等有一定光敏作用，食用后2—3 h内避免日光直接照射。不食用增强光敏感作用的食物，如无花果、蘑菇。

（2）保暖：注意保暖，如出现雷诺现象则睡前用温水泡手、脚，水温以43 ℃为宜。室内湿度应保持在50%—60%；冬季避免长时间处在寒冷环境中，外出时应戴手套，接触冰冷物品时注意防护。用温水洗脸，禁用碱性化妆品及油膏，以防止对局部皮肤刺激而引起过敏。

（3）避免加重皮肤损害的因素：女性避孕药物含雌激素，易引起疾病发生及加重皮肤的红斑；对肼屈嗪、普鲁卡因胺、青霉胺、抗生素及磺胺类药应合理使用，防止诱发或加重红斑狼疮；正确使用护肤品、外用药，避免皮肤接触刺激性物质及化学制品，发热时忌用酒精擦浴。

2. 水疱的护理

直径小于1.0 cm的小水疱不抽吸，尽量避免水疱表皮破溃，让疱内液体自行吸收；直径大于1.0 cm的水疱以0.5%碘伏溶液消毒后，一只手用1 mL无菌注射器从水疱下方边缘抽出水疱内液体，另一只手持无菌棉球轻轻沿水疱上方向穿刺点滑动，使疱内残余液体全部被抽出并使水疱表皮与创面基底层尽量黏合，可对创面基底起到良好的保护作用。

3. 皮损的护理

系统性红斑狼疮疾病导致患者自身免疫功能障碍、血小板减少，患者长期服用泼尼松，大量肾上腺皮质激素能明显抑制新生毛细血管的形成、成纤维细胞的增生和胶原合成，并加速胶原纤维的分解，导致愈合不良，伤口易继发细菌感染。针对患者伤口特点结合湿性伤口愈合理念，与患者及其家属沟通后，可运用伤口TIME处理原则，合理选用敷料并根据渗液情况及时更换。对于四肢皮肤溃疡者，抬高其患肢，并穿宽松舒适的棉质衣服。

4. 黏膜护理

口腔黏膜损伤时，给予高蛋白、高维生素、高热量、易消化的清淡半流质食物为宜，如牛奶、豆浆、肉汤、蒸鸡蛋、肉糜或鱼茸稀饭。选择营养丰富的清食物，不用刺激性调味料，如胡椒、辣椒、花椒等，以免刺激黏膜。食物温度应适宜，以减少对口腔黏膜的不良刺激，鼓励患者多饮水。饭后及睡前含漱漱口水。刷牙用软毛刷及无刺激的牙膏刷牙。对于眼睑、鼻腔以及会阴处的溃疡，可用紫草油，其具有抗菌、消炎作用，局部应用可收敛、止痒、止痛，促进伤口愈合。

5. 密切观察

观察红斑形态、数量、部位、色泽，是否反复出现，是否有渗出及渗出物的量、色、性质，并注意其气味；保持皮肤清洁、用温水清洗面部，禁用碱性肥皂、化妆品及油膏，瘙痒者避免搔抓。

113

第四节　皮肌炎患者皮肤改变的临床表现及处理

一、概述

皮肌炎(dermatome yositis,DM)属自身免疫性结缔组织疾病之一,是一种主要累及横纹肌,以淋巴细胞浸润为主的非化脓性炎症病变,可伴有或不伴有多种皮肤损害,也可伴发各种内脏损害。多发性肌炎(polymyositis,PM)系指只有肌肉症状而无皮肤损害者。皮肌炎是一组亚急性或慢性起病、免疫介导的自身免疫性疾病,其确切的病因尚不清楚,可能与免疫异常、感染、肿瘤、遗传等因素有关。

二、临床表现

主要有皮肤和肌肉受累的炎症表现。

(一) 皮肤表现

1. 眼睑紫红色斑

以双上眼睑为中心的水肿性紫红色斑片,可累及面颊和头皮,具有很高的诊断特异性(图8.5A)。

2. Gottron 丘疹

即指关节、掌指关节伸侧的扁平紫红色丘疹,多对称分布,表面附着糖状鳞屑,约见于1/3患者(图8.5B)。

3. 皮肤异色症

部分患者面、颈、上胸躯干部在红斑鳞屑基础上逐渐出现褐色色素沉着、点状色素脱失、点状角化轻度皮肤苯缩毛细血管扩张等,称为皮肤异色症(poikiloderma)或异色性皮肌炎(poikilodermatomyositis)。

(二) 肌炎表现

主要累及横纹肌,亦可累及平滑肌,表现为受累肌群无力、疼痛和压痛。最常侵犯四肢近端肌群、肩胛带肌群、颈部和咽喉部肌群,出现相应临床表现,如举手、抬头、上楼、下蹲、吞咽困难及声音嘶哑等,严重时可累及呼吸肌和心肌,出现呼吸困难、心悸、心律不齐甚至心力衰竭。急性期由于肌肉炎症变性,受累肌群还可出现肿胀、自发痛和压痛。少数严重患者可卧床不起,自主运动完全丧失。仅有肌肉症状而无皮肤表现的称为多发性肌炎。

(三) 伴发恶性肿瘤

约30%成人患者合并恶性肿瘤,40岁以上者发生率更高。伴发恶性肿瘤者,面部红斑常表现为"醉酒样"面容,这部分患者恶性肿瘤控制后皮肌炎亦好转。恶性肿瘤、心肺受累是患者死亡的主要原因。

(四) 其他表现

患者可有不规则发热、消瘦、贫血、肝脾淋巴结肿大、末梢神经炎,少数患者出现胃肠道溃疡和出血、雷诺现象。关节肿胀疼痛似风湿性或类风湿关节炎。常并发间质性肺炎、肺纤维化,导致肺通气功能低下甚至呼吸衰竭,肾脏损害少见。

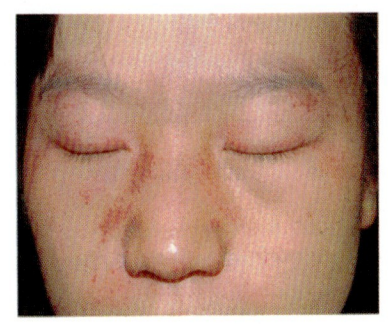 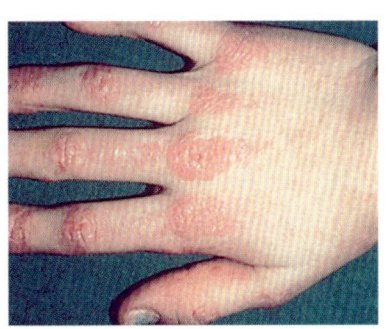

A. 眼睑紫红色斑　　　　　　　　　B. Gottron丘疹

图 8.5　皮肌炎皮肤损害

三、治疗与护理

(一) 药物治疗

1. 全身系统治疗

(1) 糖皮质激素:选用不含氟的激素,剂量取决于病情严重程度,待病情控制后逐渐减至维持量。危重患者可使用甲泼尼龙冲击治疗。

(2) 免疫抑制剂可与激素合用或单独使用,如环磷酰胺、甲氨蝶呤、硫唑嘌呤、环孢素等,雷公藤总苷也有一定疗效。

(3) 生物制剂也可用于治疗皮肌炎,危重患者可考虑给予大剂量免疫球蛋白治疗。蛋白同化剂,如苯丙酸诺龙肌内注射对肌力恢复有一定作用;怀疑与感染相关者宜配合抗感染治疗;白芍总苷转移因子、胸腺素等可调节机体免疫功能,增强抵抗力;钙质沉着症患者可试用氢氧化铝和低钙饮食,必要时手术切除。

2. 局部药物治疗

可外用遮光剂、润肤剂,如他克莫司软膏、吡美莫司软膏和糖皮质激素制剂,皮损明显及有光敏感者可予以沙利度胺、羟氯喹治疗。

(二) 护理要点

1. 一般护理

急性期应卧床休息,注意保暖,预防感染,加强营养(高蛋白、高维生素、高热量、低盐饮食,摄入足够的水分),积极治疗所伴发的恶性肿瘤;慢性期加强功能锻炼。

2. 皮肤护理

(1) 保持皮肤清洁、干燥。

(2) 避免局部皮肤受压,抬高患肢。

(3) 皮疹的护理:尽量避免日光照射,外出时戴帽子、手套或穿长袖衣服等,还应该注意不用化妆品、染发剂等。避免接触农药、某些化学装修材料。

第五节 痛风患者皮肤改变的临床表现及处理

一、概述

痛风(gout)是慢性嘌呤代谢障碍所致的具有异质性代谢性疾病。临床特点为高尿酸血症、尿酸盐结晶沉积导致单核细胞、上皮细胞和巨细胞浸润。痛风形成的异物结节主要分布在关节周围、皮下或软骨下,称为痛风石或痛风结节。

二、临床表现

痛风石(图8.6)是痛风的特征性损害,常见于耳廓、跖趾、指间和掌指关节,常为多关节受累,且多见于关节远端,表现为关节肿胀、僵硬、畸形及周围组织的纤维化和变性,严重时患处皮肤发亮、菲薄,破溃则有豆渣样的白色物质排出。形成瘘管时周围组织呈慢性肉芽肿,不易愈合但很少感染。

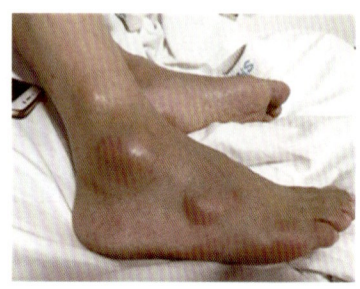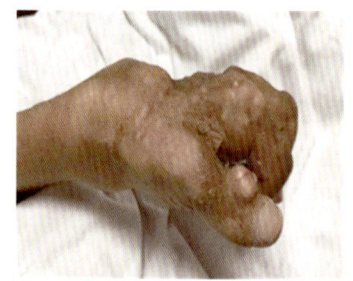

图8.6 足部痛风石

三、治疗与护理

(一) 治疗

1. 一般治疗

控制总热量,限制饮酒和高嘌呤食物的大量摄入,多饮水增加尿酸的排出,慎用抑制尿酸排泄的药物,避免诱发因素和积极治疗相关疾病。

2. 痛风石治疗

(1) 痛风石切除:手术治疗的主要目的是解除痛风石对关节、组织和神经的压迫或者去除痛风石。

(2) 创面修复:痛风石随着关节处尿酸盐结晶不断的增多,内部压力增高,常常使患者局部皮肤膨胀、菲薄。加上尿酸盐的侵蚀作用,使其表面皮肤完整性受到破坏,抗牵拉性能力下降,一旦受到外界带来的摩擦、压力以及创伤等原因可发生溃烂,"牙膏状"尿酸盐结晶物质就会从破溃的地方漏出来。痛风石一旦破溃很难自行愈合,痛风石越大、破口越大则越难愈合,即便较小的破口也难以自行愈合。

(3) 引流术:充分引流是痛风石治疗过程中重要的一步,也一直是临床治疗痛风石的主要手段。负压封闭引流可以促进伤口的血液循环,促进新生血管进入创面,抑制细菌的生长,刺激肉芽组织的生长,促进伤口愈合。

(二) 护理要点

1. 一般护理

(1) 急性期应卧床休息,抬高患肢,避免负重,减少患部受压,疼痛缓解后逐步恢复活动。

(2) 限制热量摄入。多饮水,饮食宜清淡、易消化,多进食碱性食物,如牛奶、鸡蛋、马铃薯、蔬菜、柑橘类水果等。避免进食高嘌呤食物,如动物内脏、鱼虾类、海鲜类、肉类、豆类及豆制品、菠菜、蘑菇、浓茶等,忌食辛辣和刺激性食物。严禁饮酒。

2. 局部护理

(1) 为减轻疼痛,手、腕或肘关节受累时,可用夹板固定制动,也可予局部湿敷或予金黄散外用,消除关节的肿胀和疼痛。痛风结石严重时,可导致局部皮肤破溃,要注意局部清洁,避免局部感染。

(2) 需要动态性观察患者伤口的血运情况,护理人员应特别对末梢循环情况、伤口局部组织红润情况、伤口处皮肤的温度情况进行记录,便于及时找到可疑坏死的组织,督促患者不吸烟、调理饮食习惯,以利于伤口愈合和血液循环。

(3) 痛风足部破溃创口与糖尿病病史相类似,均会出现伤口深、局部血液循环差等共同症状,因此,可参考糖尿病足溃疡创面 Wagner 分级法指导痛风病足的护理,值得注意的是伤口应避免接触水,最好用生理盐水清理。除此之外,实践经验表明在二级和三级痛风病足中,关节超声检查有利于掌控骨质破坏进程且患者更加容易接受。对于其他等级患者,采用常规护理疗效较差,须根据实际情况制定合理方案,做到专人专治。如果发现患处肿痛加重或者分泌物增多,要及时到医院就诊。

117

第九章

临床伤口治疗相关技术

第一节　临床伤口评估

一、概述

伤口评估是指完整评估影响伤口愈合的全身和局部因素,根据评估情况制订治疗计划,留取图像资料,客观判断伤口愈合进展,通过不断评估、更新伤口治疗计划,促进伤口愈合。

二、步骤

(一) 收集临床资料

详细询问病史,了解伤口发生的原因、时间,治疗过程,评估患者全身以及局部影响伤口愈合的因素。

1. 全身性因素

评估患者全身情况是治疗伤口的关键之一。

(1) 疾病因素:内分泌系统疾病,如糖尿病等;血液系统疾病,如贫血、血小板减少症、骨髓增殖等;自身免疫系统疾病,如系统性红斑狼疮、皮肌炎等;外周血管病变、慢性静脉功能不全、淋巴水肿等全身疾患可阻碍创面愈合,对于全身疾患的良好治疗有助于伤口愈合。

(2) 营养因素:正常人体每日蛋白质需要量为 0.8—1.0 g/kg,热量为 25—30 g/kg,如有相当面积的伤口则需求量可以成倍增加。慢性疾病、生活条件差、多发性创伤或可以影响营养吸收的胃肠道或神经系统疾病患者都有营养不良、蛋白质供给不足的可能,均会影响创面愈合。

(3) 年龄因素:年龄是影响伤口愈合的重要因素,老年人由于身体各项机能减退,皮肤代谢功能减退,真皮胶原更新缓慢,参与创面愈合调节的巨噬细胞数量减少,从而影响伤口愈合。

(4) 周围神经疾患:足部的感觉神经疾患可以因为鞋子不合脚而引起足部损伤。此种疾患常伴有运动神经疾患引起的内在肌肉软弱、足负重异常使足背隆起,发生未能知觉的骨折,直至骨关节畸形,该病症名为 Charcot 足(即神经疾患性骨关节病),常见于糖尿病足患者,发生率约为 2%。

(5) 放射性因素:某些患者因疾病原因需要进行放射治疗,γ 射线和 X 射线可产生离子氧而影响 DNA 合成,长期使用会抑制基底细胞分裂再生,可产生顽固性疼痛的皮肤溃疡,周围皮肤及其毛囊萎缩,脂肪菲薄。

(6) 药物因素:长期进行糖皮质激素治疗、化学性药物治疗均可抑制细胞繁殖、新生血管化、细胞趋化等过程,使伤口愈合延迟。

(7) 全身感染情况:伴有发热、白细胞升高、中性粒细胞升高、C-反应蛋白升高、全身耐药菌感染等均提示有全身感染的存在,是影响伤口愈合的重要因素。

(8) 心理因素:恐惧、焦虑、紧张会使机体免疫系统功能紊乱,间接影响伤口的愈合。保持良好的心态有利于伤口愈合。

2. 局部因素

评估伤口局部情况是治疗伤口的关键之一。

(1) 伤口床:

① 组织类型:评估伤口床中组织类型(坏死、腐肉、肉芽、上皮化)和组织百分含量。伤口处存在的腐肉或坏死组织是伤口愈合的障碍。

② 渗液:评估渗液的量、色、气味,过量的渗出液可延缓或阻碍伤口愈合,并增加换药的频率,渗液量太少可导致伤口表面伤口过度干燥,易形成焦痂,抑制细胞活性和伤口愈合,有效的渗液管理可以促进伤口愈合和修复。

③ 感染:评估伤口局部体征和症状,如局部红、肿、热、痛,肉芽组织出血、脆弱,潜行,窦道等。感染的体征和症状因伤口类型而异,伤口处微生物的生物负荷情况包括从污染或定植至严重定植,并且若不进行适当控制,可出现局部和全身感染。

(2) 伤口边缘。评估伤口边缘包括浸渍、脱水、潜行、卷边或边缘异常的观察。伤口边缘需要保持潮湿、完整,与伤口基底贴合和齐平,通过减少伤口边缘浸渍、去除增厚或卷边组织,可以便于上皮细胞迁移。

(3) 伤口周围皮肤。评估伤口周围皮肤和记录问题的范围,可表现为健康、浸渍、干燥、脱屑、片状、发红、黑色/蓝色改变、硬结、蜂窝织炎、角化过度、色素沉着、胼胝、湿疹等,伤口周围皮肤损伤可导致愈合时间延长,造成患者疼痛和不适。有效管理伤口周围皮肤可以提高患者舒适度。

(二) 伤口测量

1. 常用测量工具

常用厘米刻度尺、同心圆尺测量伤口长度和宽度(图 9.1、图 9.2)。

2. 测量伤口方法

(1) 二维测量:这是最常用的方法,使用测量尺测量长×宽。长度沿身体纵轴方向测量,宽度沿身体横轴方向测量,如图 9.3 所示。

(2) 不规则伤口测量的正确方法:不规则伤口应根据伤口特殊情况分别测得不同的长、宽径,根据伤口的特点测"1 条长径、几条宽径"或者测"1 条宽径、几条长径",分别记录(图 9.4)。

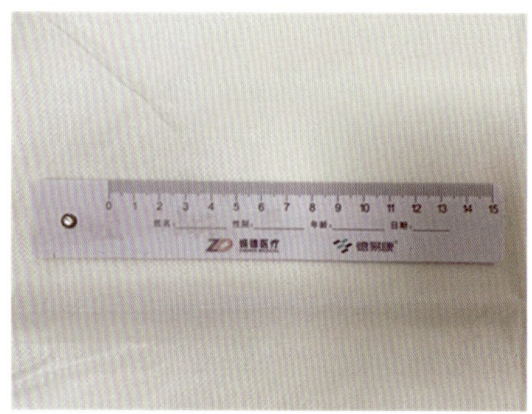

图 9.1　厘米刻度尺

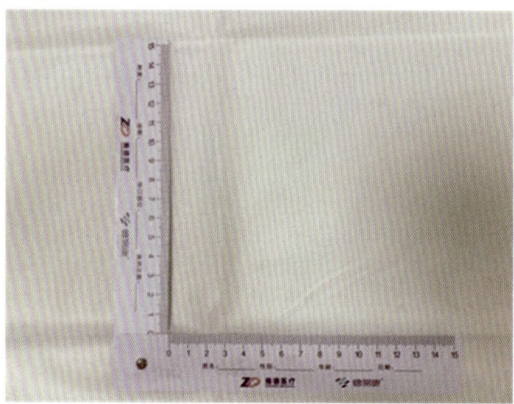

图 9.2　同心圆尺

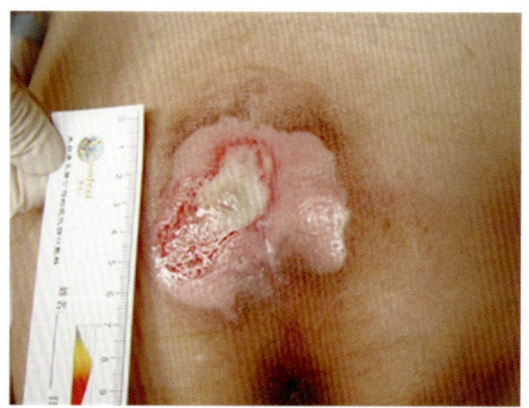

图 9.3　二维测量

3. 描述窦道/潜行方法

通常使用时钟法描述方向,以头部为 0 点(图 9.5)。

(1) 窦道描述为在"×点方向深度× cm"。

(2) 潜行描述为"×点方向至×点方向深度× cm",潜行最深处位于"×点钟处,为× cm"。

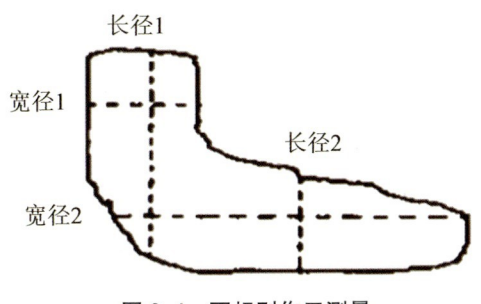

图 9.4 不规则伤口测量

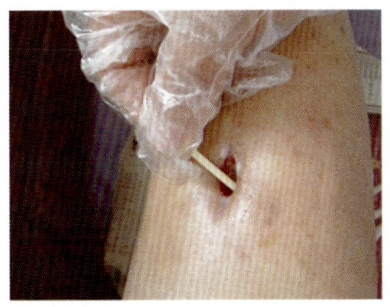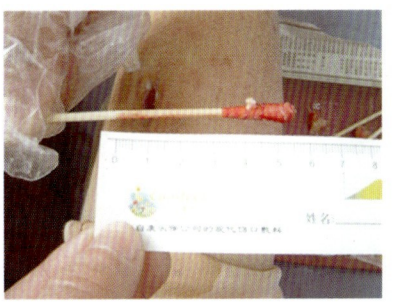

图 9.5 窦道的测量

4. 伤口细菌培养采样方法

用生理盐水冲洗伤口,然后用沾有藻酸钙的拭子或无菌棉签涂抹伤口的边缘和基底,应用 10 点取材法沿数字走"之"字形涂抹取材(图 9.6),另外焦痂不应用作细菌培养标本。

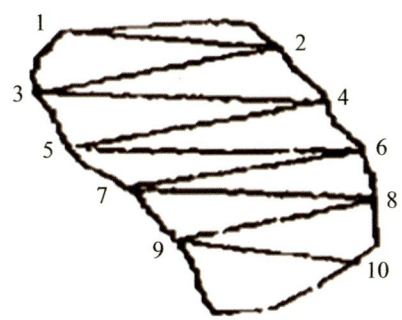

图 9.6 伤口细菌培养采样方法

5. 照片留取技术

照片留取要求清晰、完整、一致(图 9.7 至图 9.10)。

(1) 清晰:照片的像素要求清晰,光线适宜、明亮,背景色单一,拍摄前先聚焦,然后拍摄。

(2) 完整:每次换药均要留取照片,首次换药要求远景照一张,了解伤口所在解剖位置,近景拍摄伤口局部及周围皮肤情况,在敷料取下前、取下后,换药中,换药后以及所用何种敷料均需留取近景照。

(3) 一致:每次均采取相同的体位,取景的角度、距离、拍摄模式均一致。

（4）其他：可在伤口尺上或者通过照片体现拍摄时间。

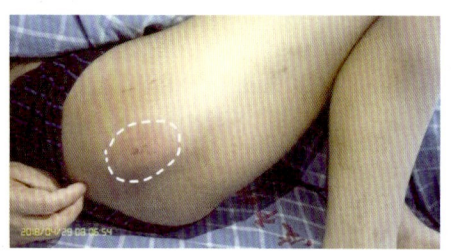

图9.7　远景

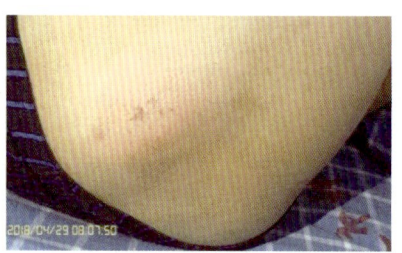

图9.8　近景

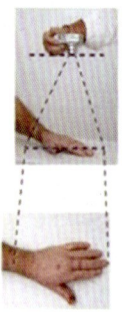

图9.9　保持取景角度正确

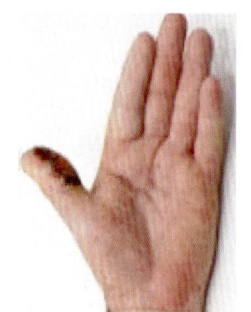

图9.10　保持背景色单一

122

第二节　伤口清创技术

一、自溶性清创

自溶性清创是基于创面"湿性愈合理论"的一种清创技术，用封闭或半封闭的保湿敷料（水胶体、水凝胶敷料、藻酸盐敷料等）封闭创面，让机体自身产生的巨噬细胞和创面渗出液中的活性酶消化、溶解并自行清除破碎、坏死的组织，加速肉芽组织的生长。其优缺点如下：

（一）优点

减轻伤口疼痛，阻止纤维化和瘢痕形成，促进上皮、肉芽组织生长，降低感染率，容易操作。

（二）缺点

清创周期较长，自溶过程产生的水分容易浸渍皮肤，不适用于渗液较多和有窦道需要填塞的创面。

二、超声清创

超声清创采用低频、高能超声波加载喷射流技术,利用超声波在冲洗射流中产生的"空化"效应及其在液体介质中传播时的力学参数变化,如质点、振动加速度以及声压的改变等作用,实现清创病原微生物、坏死组织及异物的功能,适用于各类创面的清创冲洗。超声清创能快速、高效清除创面异物,减少创面病原微生物,清创效率高,清创效果彻底。同时,能减轻创面局部的炎症反应和疼痛,减少渗液,无任何副作用,为创面一期愈合创造条件,提高创面愈合率,降低清创手术的难度,实现无痛清创。此外,超声清创用水量少,减少更换液体的频率,可节约用水量,降低工作强度,是一种安全、有效、绿色的物理清创方法(图9.11,图9.12)。

超声清创已经越来越多地应用于伤口的治疗,并且技术本身也获得了发展。当然,超声清创不能替代医护人员的精细检查和评估。体格检查和伤口病因的评估对于制订治疗计划具有重要作用。我们需要在必要的情况下使用适宜的清创技术(图9.13)。

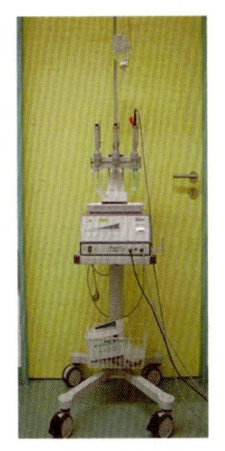

图9.11　超声清创仪

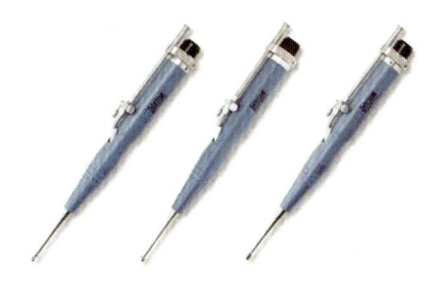

图9.12　三种型号的清洗刀头

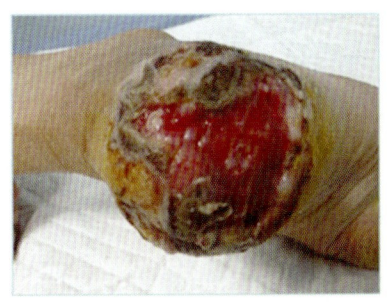

A. 清创前

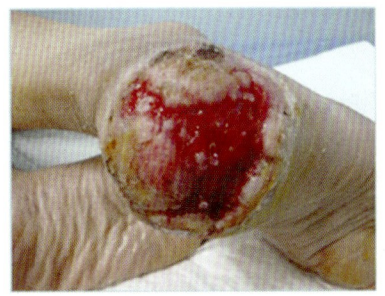

B. 清创后

图9.13　足跟部伤口超声清创效果

第三节 伤口换药与敷料选择

一、伤口清洗

伤口清洗(cleaning)是伤口处理最基本的且重要的步骤,适当地清洗可将伤口表面的污染源及异物清除,促进伤口的愈合。

(一)目的

除去异物、细菌或坏死组织,避免细菌感染,促进新细胞的增生;但清洁伤口时,不应使健康细胞受损。

(二)伤口清洗原则

(1)较清洁部位先清洗,避免将污染部位的细菌带到清洁部位。

(2)一般认为清洁伤口的中间部位较周边清洁,所以应从伤口中间往外缘方向清洗;而污染伤口的周边部位较中间清洁,应先清洗伤口周围,然后清洗伤口床。最后用消毒的干纱布或棉球擦干。

(3)伤口部位有引流管时,先清洗伤口,再清洗引流管。

(4)若为不同部位的伤口亦先清洗较清洁的伤口,例如植皮手术后的伤口换药时,应先清洁供皮区再清洁受皮区。

(三)伤口清洗液的选择

伤口清洗液的选择如表9.1所示。

表 9.1 伤口清洗液的选择

伤口清洗液	优点	缺点	适用范围
生理盐水	最安全的伤口清洗液;成分不含防腐剂,不致敏,无毒,价格经济,易获取	不具备杀灭细菌的功效	创面湿敷、盐水纱布通畅引流
高渗盐水	对于肿胀未愈的创面,可以达到局部脱水	使用高渗盐水时,患者有疼痛感	没有一期愈合的伤口或感染伤口清创后应用;创面肿胀
酒精(乙醇)	75%酒精与细胞渗透压相近,故吸收细菌蛋白的水分,使其脱水变性凝固,达到杀菌目的	表皮破损忌用;易挥发,刺激性强	皮肤消毒

124

续表

伤口清洗液	优点	缺点	适用范围
碘伏	1. 对黏膜刺激小,使用后不需要脱碘; 2. 无腐蚀作用,毒性低; 3. 应用范围(黏膜、皮肤等)和消毒效果均优于碘酒; 4. 较少发生过敏反应	1. 对于出血的伤口,效果不好; 2. 不宜用于创面过大的伤口; 3. 对于油腻的伤口和皮脂腺发达的部位无效或效果不好	主要用于伤口及皮肤表面消毒;配合纱布可用于腔隙的填塞
碘酒	破坏病原体的细胞膜结构及蛋白分子,穿透力强,适用于头皮创口	对于出血大的伤口效果不佳;创面大不宜使用,易过敏,有腐蚀性	皮肤消毒
呋喃西林	可以干扰细菌糖代谢及氧化酶系统,达到灭菌目的	具有致敏性	革兰氏阳性、阴性菌感染伤口
过氧化氢(双氧水)	与组织接触放氧,杀灭厌氧菌	对于成纤维母细胞有毒性,需要用盐水冲洗,不能用于眼部冲洗	厌氧菌感染的伤口或腔隙性伤口的消毒
雷夫诺尔(依沙吖啶、利凡诺)	对革兰阳性细菌及少数革兰阴性细菌有较强的杀灭作用,对球菌尤其是链球菌的抗菌作用较强,刺激性小	不能用生理盐水溶解	用于各种创伤,渗出、糜烂的感染性皮肤病及伤口冲洗或外敷
0.1%新吉尔灭	破坏细胞内部结构,灭菌高效、毒性小、成本低	少数可引起过敏,禁止与肥皂及盐类消毒药合用	用于皮肤、黏膜消毒
0.02%高锰酸钾	除臭,杀菌,防腐	浓度需配制,不能立即使用	多用于会阴伤口坐浴、严重化脓性感染伤口冲洗

125

另外,研究表明,与生理盐水相比,使用蒸馏水和冷开水清洗伤口,伤口感染率无显著差异。而消毒剂既可以杀灭细菌,同样也会破坏人体组织,如碘酒、酒精一旦和伤口内组织接触,将会影响肉芽组织的生长,这是我们在进行清洗液选择时需要注意的地方。

二、敷料选择

(1)伤口敷料即处理伤口的材料,敷料的应用能为伤口修复、促进愈合提供良好的环境,是伤口治疗的基本方法之一。

（2）理想的敷料应满足三大需求：① 生物学需求：创造伤口湿润环境；吸收和管理渗液；保持局部恒温；利于伤口血液循环；保护新生组织,防止细菌感染。② 患者需求：减轻伤口处理时的痛苦；减少更换次数；减少伤口异味,提升舒适度；缩短治疗时间；价格便宜。③ 医护人员的需求：不粘连伤口；易清洁；操作简便；容易储存,安全性好。

目前,没有一种敷料具有所有理想敷料的特点,也没有一种敷料适用于伤口愈合的所有阶段。我们在处理伤口的时候要掌握各种敷料的基本特性、功能优缺点及使用方法,根据伤口情况选择合适的敷料,促进伤口的愈合。

临床传统敷料如表9.2所示。

表9.2　临床传统敷料

传统敷料	优点	缺点	适用范围
纱布 （图9.14）	取材方便,价格低廉,应用灵活,可覆盖,可填充	吸收性有限,渗出较多时需频繁更换,增加工作量；通透性高,易使伤口变干脱水；容易粘连伤口,更换时易导致机械性损伤；细菌容易穿透,增加感染概率；敷料纤维易脱落,形成异物,成为感染的核心	可作为各类伤口的内、外层敷料使用；可用于深腔、窦道的填塞；可制作引流条用于伤口引流
油性纱布 （图9.15）	维持伤口湿润环境；不粘连伤口,不损伤肉芽组织及新生上皮；顺应性好,可根据需要剪裁	需要外敷料固定；吸收性有限；不能用于渗液较多的伤口,易造成伤口周围皮肤浸渍	供皮区；烧烫伤；黏膜或皮下组织暴露的伤口；伤口填塞、止血和引流；上皮修复期的局部保护

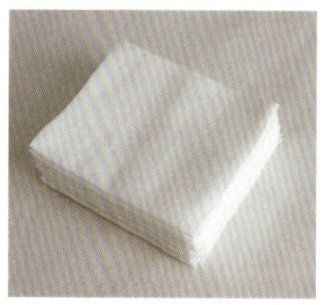

图9.14　纱布

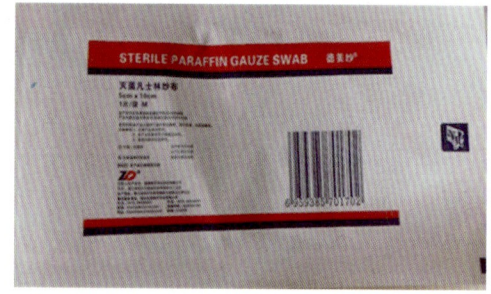

图9.15　油性纱布

常见新型敷料如表9.3所示。

表 9.3　常见新型敷料

新型敷料	优点	缺点	适用范围
半透膜敷料（图 9.16）	可渗透皮肤或伤口床的气体和水蒸气；外界细菌和液体不能透过；保持伤口的湿润环境；促进自溶清创；顺应身体轮廓；透明，易观察伤口；降低表面摩擦力	无吸收能力；可能浸渍伤口周围皮肤；不能用于感染伤口；去除时可能损伤周围脆弱皮肤	主要用于静脉留置针固定；用于少量或无渗液的表浅伤口；可结合水凝胶使用，在黑色坏死或黄色腐肉清创阶段用作外敷料；可用于伤口的拉合；可作为负压力性损伤口治疗封闭敷料
水胶体敷料（图 9.17）	保持伤口的湿润愈合环境，促进自溶清创；吸收少到中量的渗液；片状水胶体可直接粘贴，无需外敷料；作为外敷料可防水、防菌、保湿；去除时不伤肉芽组织；减少皮肤摩擦力	吸收渗液形成的凝胶，易与感染分泌物混淆；去除时可能损伤周围脆弱皮肤；易卷边；吸收性有限，不能用于渗液量较多或感染的伤口	用于表浅和部分皮层损伤的伤口；用于 1 期和 2 期压力性损伤；用于少到中量渗出的伤口；黑色坏死或黄色腐肉伤口自溶性清创用作外敷料使用
水凝胶敷料（图 9.18）	对干燥的伤口主动补水，维持湿性愈合条件，促进自溶清创；有少量吸收能力，利用伤口渗液中的胶原蛋白降解酶来分解坏死组织；不粘连伤口，更换敷料时不会造成二次损伤	不能阻止细菌入侵，易浸渍伤口周围皮肤；需要二层敷料保湿覆盖	适用于黄色腐肉或黑色坏死的伤口；少到中量渗出的伤口；感染伤口不宜使用；片状凝胶主要用于伤口愈合后期，或静脉炎的预防和治疗以及一些刺激性较小药物外渗的治疗
藻酸盐敷料（图 9.19）	敷料中的钙盐与血液中的钠盐产生离子交换，可起止血作用；具有较强的渗液吸收能力，与渗液接触时会变成凝胶状，保持伤口的湿润环境；顺应伤口床轮廓；可降解、无毒；不粘连伤口	需要二层敷料；吸收渗液后形成凝胶，易与伤口分泌物混淆，在窦道中使用溶解后取出困难	适用于中到大量渗液的伤口、出血伤口、恶性肿瘤伤口；腔隙和窦道伤口使用藻酸盐填塞时，需评估其深度，以判断换药时能否取出；不适用于少量渗液或干性伤口和有焦痂的伤口

127

新型敷料	优点	缺点	适用范围
泡沫敷料 (图 9.20)	适用于中到大量的渗液的伤口;保持湿性愈合环境;部分产品可垂直吸收,减少伤口周围皮肤浸渍;不粘连伤口;可整块取出,无残留;隔热保温,缓解外界冲击力;可在加压包扎下使用,使过度增长的肉芽变平	不适合干燥和有焦痂的伤口;除填塞型的泡沫外,一般外用的泡沫敷料不可用于填塞;非自黏性的泡沫敷料需要外固定;有粘边的泡沫敷料不适合裁剪	压力性损伤的预防及治疗,供皮区伤口,肉芽过度生长的伤口等
亲水纤维敷料 (图 9.21)	可吸收自身重量 22 倍的渗液;具有渗液吸附和垂直吸收功能,减少伤口周围皮肤浸渍;吸收渗液后形成的凝胶可紧密地附着于伤口,营造湿性环境,促进自溶清创	需要二层敷料;不适合干性伤口和有焦痂的伤口	用于中到大量渗出、无明确感染的伤口
高渗盐敷料 (图 9.22)	抑菌和消除肉芽水肿;吸收渗液;顺应伤口轮廓,可整块取出	不可用于焦痂伤口及有健康肉芽、肌肉、筋膜或骨暴露的伤口,急性伤口使用半小时内患者常感刺痛	适用于渗液较多的伤口,黄色腐肉的清创,组织水肿伤口;化脓或恶臭的感染伤口慎用
银离子敷料 (图 9.23)	抗菌谱广,不易形成耐药性;持续释放银离子,持久抗菌;和不同材质的载体敷料结合成新型敷料,可同时具备载体敷料的特点	长期使用的安全性和有效性尚缺乏循证依据,有待研究验证;磁共振检查时需移除银敷料;婴幼儿、银过敏者不宜使用	适用于各种感染性伤口,如压力性损伤、静脉性溃疡、糖尿病足等
含碳敷料	吸附异味;加有海绵或者亲水性纤维的碳敷料可增加吸收渗液的能力	活性炭吸收渗液后会失去活性;有些产品结构疏松,纤维易于脱落	适用于肿瘤伤、感染有恶臭的伤口

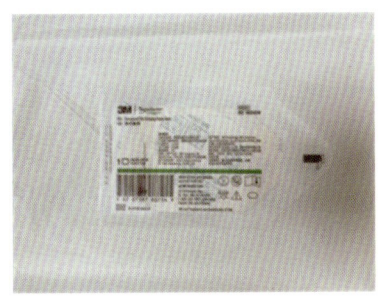

图 9.16 半透膜敷料

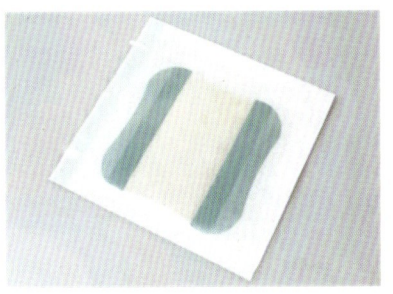

图 9.17 水胶体敷料

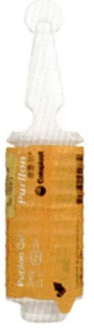

图 9.18 水凝胶敷料

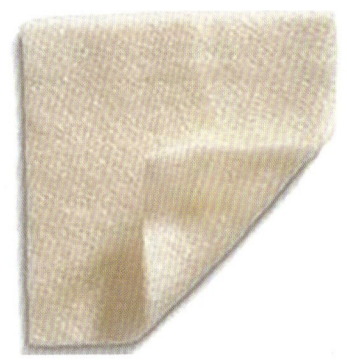

图 9.19 藻酸盐敷料

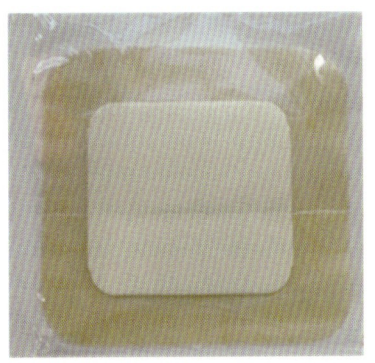

图 9.20 泡沫敷料

图 9.21 亲水纤维敷料

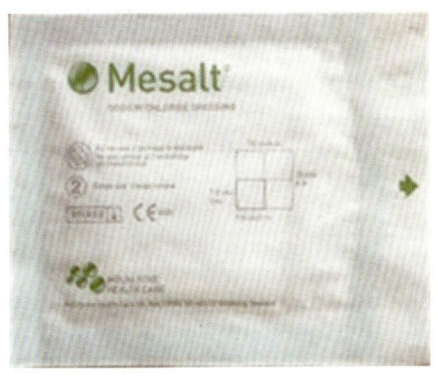

图 9.22 高渗盐敷料

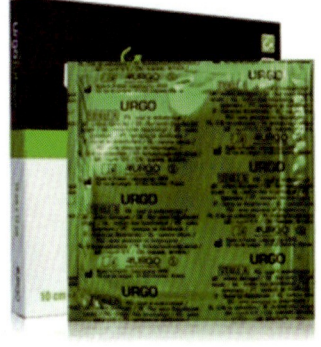

图 9.23 银离子敷料

129

除以上所述传统敷料及新型敷料外，还有生物活性敷料。生物活性敷料自身具有活性或能促进活性物质释放，从而促进伤口愈合。如生长因子类敷料、胶原敷料、壳聚糖敷料等。

第四节　伤口治疗综合管理

一、血糖控制

影响伤口愈合的因素有很多，血糖控制不良是伤口不愈合的主要原因之一。需要对患者进行有针对性的护理，密切关注血糖指标，并采取有效措施进行管理约束。

（一）高血糖对伤口愈合的影响

（1）组织修复能力减退：血糖升高造成蛋白质合成减少、分解增多和细胞代谢异常，造成伤口处纤维细胞功能减退，上皮增生时胶原沉积减少，伤口的抗张强度不足，当伤口愈合时，缺少一种来自血小板的生长因子，导致伤口愈合延期。

（2）高血糖使得白细胞的杀菌力减弱，且高血糖环境有利于细菌生长繁殖；体内的抗菌物质（如抗体、补体等）减少，再加上血管病变造成的缺氧，提供了有利于细菌繁殖的环境，从而导致组织损伤后亦不易修复。

（3）较高的血糖是致病微生物良好的培养基，容易引起伤口感染，伤口不易愈合。

（二）如何控制血糖

（1）做好血糖筛查及管理：对所有的患者在入院时均应检测血糖并应询问是否有糖尿病病史，必要时检测 HbA_{1c} 水平以明确患者住院前是否已经存在糖尿病。新诊断的糖尿病患者 $HbA_{1c} \geqslant 6.5\%$ ，而应激性高血糖患者的 HbA_{1c} 水平一般不高。

（2）对相关护理人员进行伤口管理、控制血糖等相关护理培训及考核，确保每位护理人员都能熟练掌握预防伤口管理及血糖控制的护理知识、技巧等。

（3）根据 2017 年中国住院患者血糖管理专家共识，对 ICU 危重患者实施宽松血糖控制目标，控制患者血糖在 7.8—10.0 mmol/L，需要干预的低血糖标准为 3.8 mmol/L，血糖下降速度每小时不超过 4 mmol/L（使血糖控制接近正常范围）。对于危重患者，推荐采用持续静脉胰岛素输注，根据血糖波动情况随时调整胰岛素剂量。在改用胰岛素皮下注射时，需在停止胰岛素静脉输注前 1—2 h 接受皮下注射。同时，每日减少 20%—40% 的胰岛素总量，持续静脉胰岛素输注用法：生理盐水 49 mL＋普通胰岛素 50 U（表 9.4）。

表 9.4　静脉胰岛素起始输注方案

血糖监测（mmol/L）	胰岛素起始输注速率总量（U/h）
<4.0	0.5
4.0—7.0	1
7.1—9.0	2
9.1—11.0	3
11.1—14.0	4
14.1—17.0	5
17.1—20.0	6
>20.0	酌情用量

（4）血糖监测：对于禁食患者的血糖监测，初测每小时一次，若连续 3—4 次血糖值在 4.4—6.1 mmol/L，改为每 4 h 一次；对有经胃肠内营养或持续胃肠外营养，血糖监测应以每 2 h 一次为宜，待血糖连续 3—4 次维持在 4.4—7.7 mmol/L，改为每 4 h 一次。

（5）积极防治低血糖。静脉输注胰岛素的患者血糖≤5.6 mmol/L 时应重新评估，调整药物方案。血糖≤3.9 mmol/L 立即停用胰岛素，开始升血糖处理。可进食的清醒患者立即口服 10—25 g 可快速吸收的碳水化合物（如含糖饮料）；不能进食的患者可静脉推注 50% 葡萄糖溶液 20—50 mL，之后持续静脉滴注 5% 或 10% 的葡萄糖溶液以维持血糖水平，每 5—15 min 监测 1 次直至血糖≥5.6 mmol/L。详细记录低血糖事件，筛查低血糖的可能原因。

（6）特殊情况处理：对于患者如遇特殊情况，血糖控制处理如下：

① 肠内营养：对于血糖相对稳定患者需行持续肠内营养，每日注射 1 次或 2 次基础胰岛素；同时，每 4 h 给予短效或速效胰岛素皮下注射，密切监测血糖变化；血糖不稳定患者进行肠内营养时应根据血糖及时调节静脉胰岛素输注速度，维持患者目标血糖。

② 糖皮质激素的使用：糖皮质激素在使用时需考虑其在体内作用时间对高血糖的影响。可使用中效或长效胰岛素控制血糖。同样床旁血糖监测非常重要，根据血糖监测结果调整胰岛素的使用，以利于伤口愈合。

③ 围手术期：根据患者的血糖情况、一般状况及手术的类型决定是否需要停用之前的口服降糖药物以及是否需要进行胰岛素治疗。对于需要禁食的手术，在进行手术当日早上，停用口服降糖药物，给予半剂量中性低精蛋白锌胰岛素（NPH），或全剂量长效胰岛素类似物，或全剂量胰岛素泵基础量。在禁食期间，每 4—6 h 进行血糖检测，超过血糖控制目标时给予短效或速效胰岛素。

④ 糖尿病酮症酸中毒（DKA）和糖尿病高渗状态处理目标：纠正血容量、改善组织灌注、纠正高血糖、血电解质紊乱和酮症等。寻找相关诱因非常重要。小剂量胰岛素静脉、肌肉或皮下注射是治疗 DKA 和高渗状态的安全有效措施。应做好血糖管理，针对患者具体伤口情况制定伤口管理措施。

二、营养支持

营养状况差是导致伤口延迟愈合的主要全身性危险因素之一。目前大量的研究证实营养摄入差、营养不良与伤口愈合不佳间存在关系。故为急慢性伤口患者进行营养支持治疗、改善患者营养状况尤为重要。

（一）营养不良对伤口愈合的影响

（1）营养不良使机体肌肉力量、免疫功能受损，伤口愈合能力减退。

（2）营养不良使伤口恶化及发生感染的风险增加，伤口并发症风险、患者病死率和住院天数增加。

（3）营养不良可显著延缓伤口愈合。研究表明，患者 BMI 值<18.5 或近期体重减少大于 10% 将明显增加伤口并发症的发生。胶原代谢是机体蛋白质代谢一部分，营养不良所致机体负氮平衡必然影响胶原合成，所以应尽早使患者获得外源性蛋白质补充。

（4）机体蛋白质缺乏时，不但失去组织愈合的基本条件，而且将因血管内渗透压降低，水分渗入组织间隙，使局部组织水肿而影响伤口愈合。

（5）部分维生素是促进伤口生长，维持上皮组织正常功能状态必需物质，机体营养不良，维生素缺乏时，成纤维细胞合成受阻，上皮组织生长不良，影响伤口愈合。

（二）如何进行营养支持

（1）对所有的患者在入院时均应进行营养评分，病情相对平稳患者可选用 NRS-2002 营养评分量表进行评估；危重患者可选用 NUTRIC 营养评分量表进行营养评分，确定患者营养状况。

（2）对于可经口进食患者：做好患者饮食宣教，告知患者进食高蛋白、高纤维、高维生素食物，多喝水，保持二便通畅；消化不良、腹泻等患者可适量进食酸奶，必要时告知医师对症用药。

（3）对管饲饮食、昏迷等患者，在治疗期间，应结合患者生命体征及皮肤情况，适当确定肠内营养提供时间。

① 对患者能量需求进行预测：借助常用评估模型"基础代谢率×应激系数×体力活动系数"，对患者每日的能量需求进行预测，注意输注的营养物质应合理搭配，营养均衡。

② 营养素供应护理：开始时滴注 0.9% 氯化钠或葡萄糖氯化钠（GNS），在 12 h 后给予肠内营养制剂，根据急性胃肠损伤分级（AGI）情况确定起始输注速度，输注后每 4—6 h 进行肠内营养耐受性评分，根据评分情况调节营养液输注速度，用营养泵对滴速进行控制。

③ 胃残余量观察：每 4 h 对胃残余量观察 1 次，当胃残余量为 250 mL 以上时，说明存在胃潴留，应暂停或延迟输注。

④ 监测胃肠蠕动情况，若有必要，给予胃肠道动力药物（西沙必利、多潘立酮等）。

⑤ 输注期间护理：在输注营养液过程中，观察患者有无呼吸急促、突然呛咳、咳出与营养液类似的痰液等诸多误吸表现，一旦误吸要及时停止输注，妥善处理。

⑥ 观察患者是否出现腹痛症状,同时观察患者体温变化、排便形态等。

⑦ 在肠内营养治疗期间,还应注意对血糖进行监测并展开控制,确保液体平衡,开展血气分析、凝血功能、血常规、肝肾功能、氮平衡、尿氮平衡等监测。

⑧ 预防感染:在配备要素膳时,应保证清洁、卫生。为患者展开口腔护理,4 次/d,保证口腔清洁,预防感染。每次输注结束之后,应用 0.9%氯化钠或温开水来冲洗管腔,避免管腔堵塞。

⑨ 排便护理:肠内营养患者易出现腹泻,应及时处理患者排泄物,以防污染压力性损伤伤口周围皮肤,保持皮肤清洁干燥,可适当应用抗痉挛药物或抗生素,预防腹泻发生。同时咨询家属患者病史,选取适当营养剂,并严格执行无菌操作流程;若患者出现便秘,则应为其按摩腹部,促进排便。必要时遵医嘱使用导泄药物帮助患者排便。

三、改善伤口血运及氧合

伤口周围血运不良,局部组织得不到足够营养,伤口愈合将会延迟;组织缺氧是伤口难愈的关键因素,充足的氧供是伤口修复的先决条件,故改善伤口血运及氧合对伤口愈合极为重要。

(一) 伤口血运及氧合对伤口愈合的影响

(1) 局部低氧是导致损伤创面分泌物中各种生长因子表达降低、创面延缓愈合的主要原因,同时,创面组织水肿易引起微血栓,加重创面微血管的后负荷,阻碍创面的微循环,使创面得不到愈合所应有的营养物质,因而也不利于创面的愈合。

(2) 改善局部氧合有利于抑制厌氧菌生长、促进坏死细胞的清除,进而对伤口起到一定的保护作用。

(3) 氧气能够提高细胞抗菌活性,促进血管新生、胶原蛋白合成以及上皮细胞迁移而发挥促进伤口愈合的作用。

(4) 伤口血管发生病理改变,使血流灌注低下、组织缺氧、伤口感染的危险性增加。

(二) 改善伤口血运及氧合

(1) 积极治疗原发病,如纠正贫血、休克,调整高血压、高血脂及高血糖。

(2) 正确评估伤口床,判断伤口状况,清除坏死组织,有效引流,减轻局部肿胀。

(3) 下肢静脉溃疡的患者,应嘱其卧床休息,抬高患肢,改善局部循环,促进肉芽组织生长和上皮爬行;糖足患者及动脉溃疡患者,尤其是下肢缺血性糖足,尽早畅通栓塞血管或进行血管重建;压力性损伤伤口,应避免局部受压。

(4) 高压氧治疗:研究表明,高压氧治疗能够提高伤口周围组织的氧分压,改善氧供,促进伤口愈合。

四、心理支持

患者心理状态的改变对伤口愈合有着促进或延迟的作用,因此,心理因素对伤口的影响不容忽视。

(一) 心理因素对伤口愈合的影响

(1) 精神压力影响细胞的代谢活性,容易导致伤口愈合期延长。

(2) 对于伤口在头面部、四肢末梢等部位的患者,担心形成瘢痕,影响美观和功能,易产生焦虑情绪,将导致机体抵抗力下降、免疫功能降低、伤口愈合延迟。

(3) 癌性伤口患者由于伤口带来的痛苦,导致心理上的负担、羞耻、失去信心、恐惧、内疚、抑郁、焦虑和社会孤立,而这种羞耻、尴尬和恐惧等因素,又致使癌性伤口患病率被低估,影响癌性伤口的治疗。

(4) 社会职业不稳定及情绪、紧张等因素,通过对神经内分泌免疫功能影响,也会影响伤口愈合过程。

(二) 为急慢性伤口的患者提供有效心理支持

1. 健康教育

对患者有组织、有计划地进行健康宣传,以增强患者对伤口治疗的认知程度,减轻患者心理负担,缓解紧张、焦虑情绪。

2. 心理护理

与患者进行沟通,关心患者,提高患者对疾病的正确认知,增强自我护理的能力。

第五节　伤口治疗新技术

一、负压封闭引流技术

(一) 概述

1. 定义

负压封闭引流技术(vacuum sealing drainage,VSD)即在临床传统的负压引流方法的基础上于创面置引流管,引流管不与创面组织直接接触(或用聚乙烯醇海绵包裹),创面用生物半透性薄膜封闭,形成一个密闭的引流系统,从而防止外界细菌入侵,改善创面血运,达到使创面快速愈合的效果。

2. 特点

(1) 可控制的负压,促进血流量增长和蛋白合成,促进肉芽生长,加快创面愈合;同时为全方位的主动引流提供动力。

(2) 生物半透膜的封闭,隔绝了创面与外环境接触的感染机会。

(3) 全方位的引流,将传统的点状或局部引流变为面状引流,保证能随时将创面每一处的坏死组织和渗出液及时排出体外。

图 9.24 为小腿开放性骨折行 VSD 引流术,图 9.25 为骶尾部 4 期压力性损伤行 VSD 引流术。

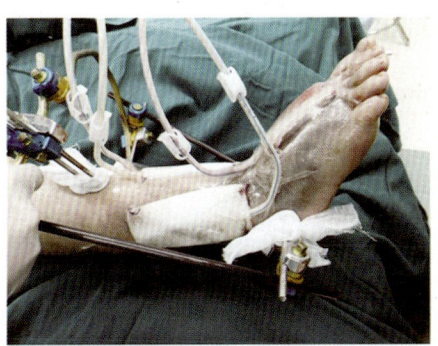

图 9.24　小腿开放性骨折行 VSD 引流术

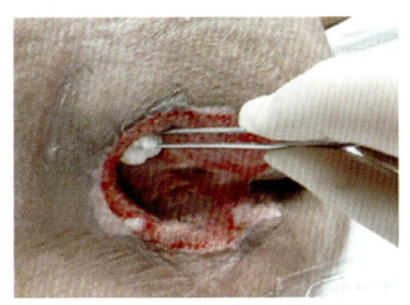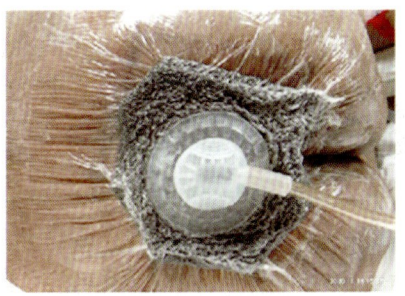

图 9.25　骶尾部 4 期压力性损伤行 VSD 引流术

3. 作用机制

（1）封闭使作为引流动力的高负压得以维持,同时也使被引流区与外界隔绝,有效地防止污染和交叉感染。

（2）高负压封闭可以持续引流创面的渗出液、坏死组织和细菌等,使被引流区内达到"零积聚",创面能很快获得清洁的环境。

（3）增加创面血供,改善创面微循环,促进肉芽组织生长。VSD 能明显促进创缘组织真皮浅层血管内皮细胞、成纤维细胞的增殖,扩大微血管密度。近几年一些试验研究发现施加负压后创面血流量较施加负压前有显著增大。

（4）调节慢性创面中明胶酶的活性,改善创基内微循环,抑制胶原和明胶的降解,促进慢性创面的愈合。

（5）减轻创周水肿,降低血管通透性。

（6）增加周围神经末梢在创面中分泌的神经肽 P 物质(SP)等。VSD 通过增强周围神经末梢分泌的 P 物质以及降钙素相关基因肽表达,影响内源性表皮细胞生长因子表达,具有明显地促进创面愈合的作用。

（7）近年的研究认为,原癌基因在早期胚胎发育、细胞生长控制、细胞分化和组织修复过程中发挥重要的作用。在 VSD 促进慢性创面愈合的过程中,能快速启动皮肤创面的愈合过程,减少修复细胞凋亡,使创面愈合加速。

（8）增强感染创面的炎症反应。可使创面淋巴细胞浸润消退较快，增生期胶原合成出现较早，修复期可见收缩性纤维合成增多。

（9）促进创面愈合，抑制感染创面继发性坏死。

4. 临床应用

VSD 引流术是一种处理各种复杂创面和用于深部引流的全新方法，从 20 世纪 60 年代发展至今，逐渐成为伤口治疗中一种非常有效的技术和手段，广泛应用到如普外科、整形科、烧伤科、骨科、泌尿科、神经外科、胸心外科、妇产科、小儿科等各个临床科室，在不同类型的伤口及创面的治疗中取得了很好的临床效果。

（二）适应证

（1）重软组织挫裂伤及软组织缺损。

（2）大的血肿或积液。

（3）骨筋膜室综合征。

（4）开放性骨折可能或合并感染者。

（5）关节腔感染需切开引流者。

（6）急慢性骨髓炎需开窗引流者。

（7）体表脓肿和化脓性感染。

（8）手术后切口感染。

（9）植皮术后的植皮区。

（10）溃疡、褥疮。

（三）禁忌证

（1）绝对禁忌证：有肿瘤的伤口，大量坏死组织未去除的伤口及伤口基底有脆弱的大血管或脏器。

（2）相对禁忌证：有活动出血的伤口，暴露的血管和脏器，较深和形状复杂的窦道及严重感染的伤口。

（四）使用方法和护理

（1）清创：彻底清除创面内的坏死组织和异物（如线结、残留敷料等）。

（2）裁剪：在无菌条件下按创面大小和形状修剪高分子泡沫材料，使泡沫置入创面后能充分接触整个创面，创面较大时可使用多块材料，但应使泡沫材料充分接触创面。

（3）填充敷料：将引流管的所有侧孔和顶端全部包埋在泡沫内；引流管距泡沫材料边缘的距离不宜超过 2 mm，如果所用泡沫较大应置入两根或更多引流管，但需按创面大小修剪并剪去多余引流管。

（4）创面封闭：封闭所用的聚胺甲酸乙酯薄膜是一种生物透性薄膜，既具有良好的粘贴性，又能保证皮肤（汗孔）的蒸发，即使连续使用 2 周以上亦不会引起皮肤过敏反应。封闭创面是一个重要的步骤，关系到负压能否保持，因而需要细致、耐心地操作。

（5）连接：接通引流管的负压可用吸引器或负压瓶，合理调节负压值。

（6）观察和管理：负压有效的标志是填入的泡沫敷料块明显瘪陷，出现管形，薄膜下无液体积聚。保将创面持续有效负压是治疗成功的关键。引流 3—7 天后，揭去薄膜，取出泡沫敷料检查创面，如果肉芽组织新鲜，随即闭合创面。否则，可重新填入泡沫敷料继续封闭引流。对于深部引流，可根据 B 超检查结果和临床需要，决定是否再次置管引流。

（五）注意事项

（1）早期彻底清创不可少，引流不能代替清创。

（2）务必使泡沫置入创面后能充分接触整个创面，封闭创面是一个重要的步骤，关系到负压能否保持。

（3）保持持续负压吸引，间歇性治疗比持续性治疗更有益。

（4）预防感染：① 保持有效的负压吸引；② 早期置管冲洗；③ 配合抗感染治疗，抗厌氧菌治疗不可忽视。

（5）保持创面持续有效的负压是畅通引流的关键。

（6）创面一旦清洁，即可进行二期缝合、游离植皮或组织瓣移植。

（7）每天吸出的渗出物中有大量的蛋白质，应防止发生负氮平衡。

（8）早期合理应用：对有明显适应证的患者早期使用可起到事半功倍的疗效，而对创面小、无明显感染或无严重感染威胁、经济状况不佳的患者，不应盲目滥用。

二、富血小板血浆创面修复技术

（一）概述

1. 定义

富血小板血浆（PRP，图 9.26）是静脉血经两次梯度离心得到的血小板浓缩物，其可在 $CaCl_2$、凝血酶等激活剂作用下形成凝胶，释放多种高浓度促进组织再生修复的生长因子（图 9.27）。

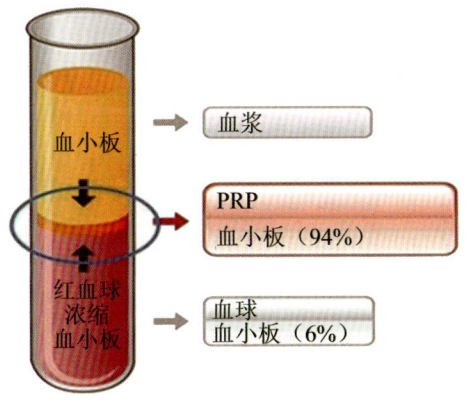

图 9.26　富血小板血浆

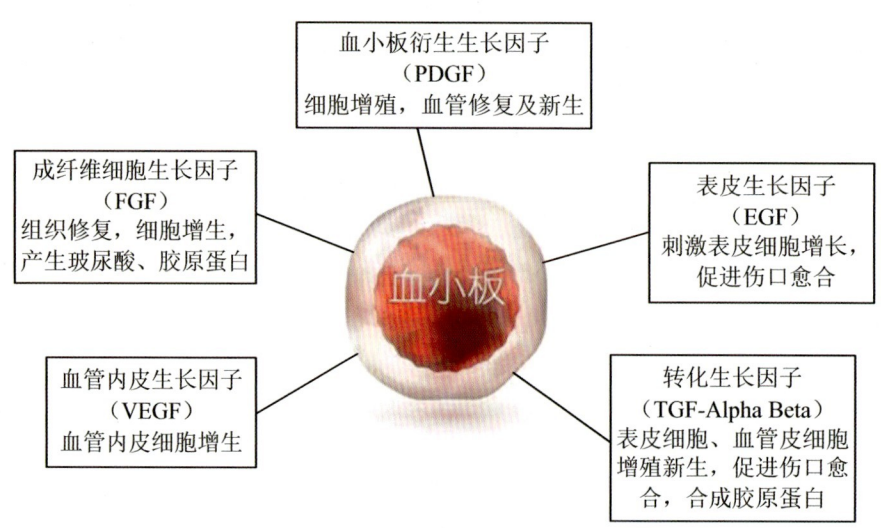

图 9.27　血小板中含有的生长因子

2. 作用机制

（1）PRP 通过促进胶原蛋白大量合成来加速伤口愈合。

（2）PRP 通过促进血管生成来加速伤口愈合。

（3）PRP 在创面愈合阶段持续分泌高浓度生长因子，发挥最大的促愈作用，缩短愈合时间。

3. PRP 制备方法

目前 PRP 没有统一的制备方法，随着临床需求、采血量、离心次数的不同，产品规格型号也不同，具体可根据不同产品说明书进行规范操作。其制备流程（图 9.28）如下：

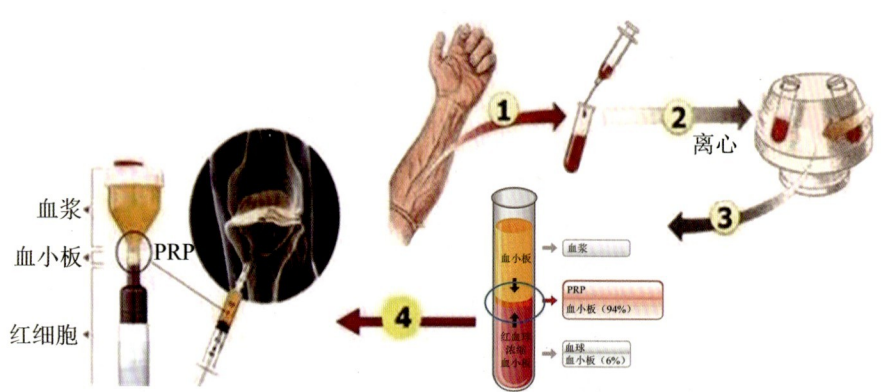

图 9.28　PRP 制备方法及使用

（1）采血：操作者佩戴无菌手套，打开双层吸塑包装，将采血针与固定器连接，对患者皮肤常规消毒后进行静脉穿刺采血，等待软管中出现血液，将含有医用分离胶的采血管与固定器连接，一般根据不同制备方法采集约 8—50 mL 血液，血液采集完毕后，操作者需将采血管轻轻地反复倒置几次，使抗凝剂与血液充分混合，防止血液凝固。

（2）离心：操作者于无菌环境下进行离心，离心机必须始终保持水平，如有需要，可在平衡管中加入适量无菌注射用水与采血管配平。操作者将采血管与平衡管对称放入离心机，根据不同产品制备方法采用一次或二次离心法进行离心，离心时间为 5—20 min。

（3）抽取：完成离心操作，获得足量 PRP 后，操作者需更换无菌手套，将无菌转换器与采血管连接，收集所需 PRP。

4. 临床应用

PRP 因其具备制备简单、自体来源、价格便宜及安全性好等优势，已经广泛地运用于骨科、整形外科、颌面外科、运动医学科及难愈性伤口等领域。

（二）适应证

（1）骨科疾病治疗：骨关节疾病、骨缺血性疾病、软组织疾病/损伤、粘连性肩关节滑囊炎/肩周炎及椎间盘源性疼痛等。

（2）创面治疗：窦道、不愈合创面、压力性损伤、糖尿病足等创面疑难杂症。

（3）面部年轻化治疗。

（三）禁忌证

（1）绝对禁忌证：血液性疾病，如血小板功能障碍、严重贫血、血源性感染、恶性肿瘤及凝血酶过敏患者。

（2）相对禁忌证：非甾体类消炎镇痛药物停药未超过 48 h 者，全身皮质激素治疗停药未超过 2 周者，造血系统或骨骼系统肿瘤患者及血红蛋白小于 100 g/L 者，血小板计数小于 105×10^9/L 者。

139

（四）使用方法及护理

（1）抽取患者静脉血后，将其制成 PRP 凝胶。

（2）将患者伤口用生理盐水清洗后，先将 PRP 凝胶覆盖于伤口上，然后用凡士林纱布覆盖，外层以纱布敷料覆盖；治疗骨科疾病或腔隙类的伤口时，可采用直接注射的方法（图 9.29）。

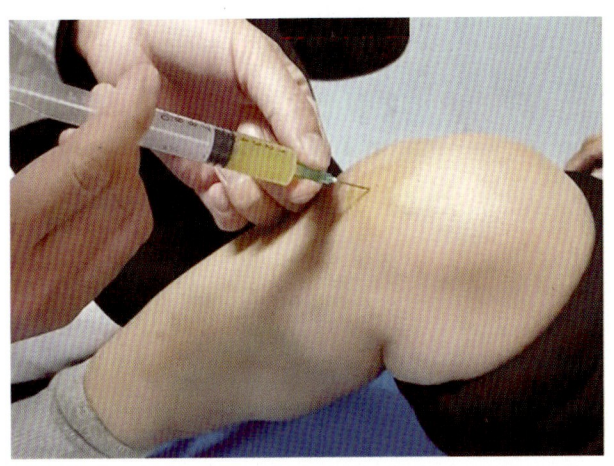

图 9.29　PRP 直接注射法

（3）每5—7日更换一次，3—5次为一疗程。根据伤口愈合状况选择疗程。

（4）及时评估伤口的变化。

（五）注意事项

（1）PRP的制备方法须严格遵守规范操作。

（2）注意全程无菌操作，制备完成后尽快使用。

（3）注射操作完成后，建议患者留观20—30 min，预防过敏等不良反应发生，并及时进行相关处理。

三、电刺激治疗

（一）概述

1. 定义

电刺激是一种非侵入性和非药理学的物理刺激，是一种运用低频或者中频脉冲刺激神经或肌肉以促进功能恢复的方法。随着医工结合以及临床理念的不断更新，电刺激疗法成为一种新的伤口治疗方法。

2. 原理

无损伤的健康皮肤一般有稳态维持"皮肤电池"的作用。当皮肤损伤、创面形成时，正常的上皮电位随即出现短路，电流从伤口中心流出，在创面边缘形成相对稳定的电流回路，这种负极指向受损皮肤部分表皮的作用形式被称为损伤性内源性电场。大量研究表明，损伤性内源性电场在皮肤愈合中起着至关重要的作用。生物电刺激作为外源性电场，通过各种细胞机制，加速损伤皮肤的修复，并且在目前临床治疗皮肤损伤疾病中得到良好的验证。

3. 作用机制

电刺激使用电流将能量传递到组织，这种能量会引发一系列细胞反应，是对伤口愈合很重要的生理性反应（图9.30），具体包括：

（1）生物电刺激作用：促进细胞迁移；促进细胞修复；促进胶原合成，抑制炎症反应；促进神经再生及分化。

（2）电针刺激作用：促进早期血管化；抑制瘢痕形成；改善抗炎抗氧化能力；调节肉芽增生及皮肤色泽。

（二）适应证

电刺激可应用于慢性伤口或伤口延迟愈合风险较高的患者。

（三）禁忌证

（1）伤口组织或周围有基底或者鳞状细胞癌、骨髓炎（如果患者对于抗生素的系统治疗无反应）。

（2）有碘或银离子残留的伤口。

（3）不可在有电子植入物部位上方或者直接在颈动脉或心脏上方使用。

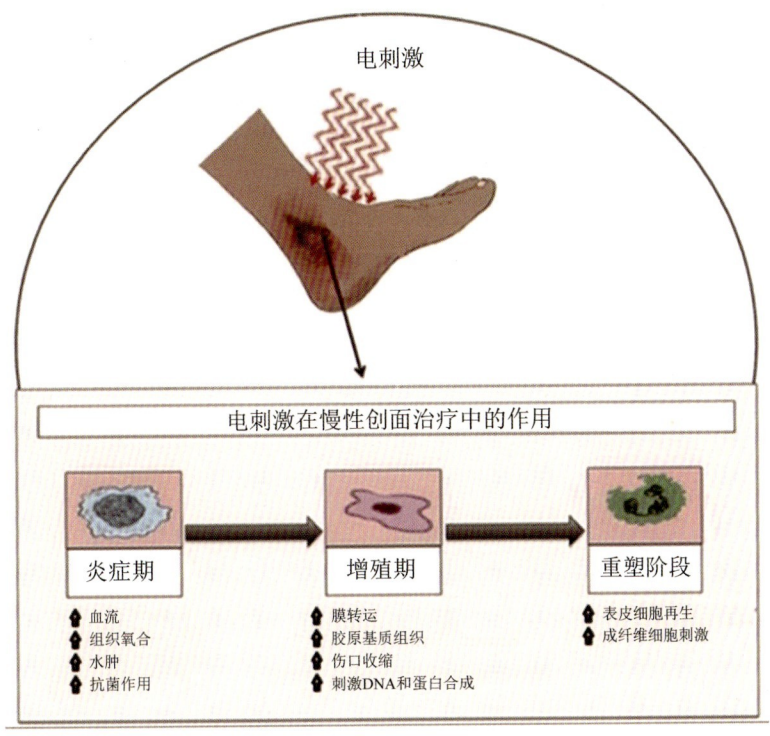

图 9.30 电刺激作用机制

（四）治疗方法及护理

治疗主要有三种方法：

1. 直接法

直接向伤口床施加电刺激。在开始电刺激治疗前，先对伤口进行必要的清创和冲洗。将盐水浸湿的纱布置于伤口床，将碳电极置于其上。周围皮肤可以施以保护膜以避免湿纱布浸渍周围皮肤。将电极妥善固定。回路电极以相同的方式准备，放置在伤口周围适宜的部位，通常在临近伤口部位（图 9.31）。所使用的碳电极应该遵循感控指南进行清洁和消毒。

2. 浸浴法

将伤口浸入盛满水的非金属容器内，而将电极置入容器液体内。这种方法一般用于手或脚上的溃疡。过度水化风险和特定部位是使用该方法时需要考虑的因素。

3. 伤口周围法

这种方法将电极置于伤口周围完整皮肤上，而不是伤口床上，两个电极分别置于伤口的相对两侧（图 9.32）。这种方法的优点在于无需把敷料取下，减少了伤口污染的可能。

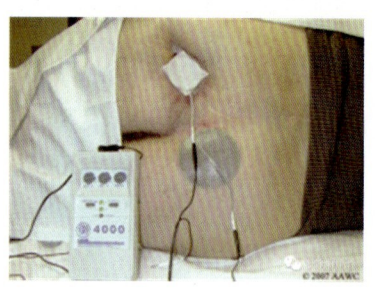

图 9.31　直接电刺激疗法

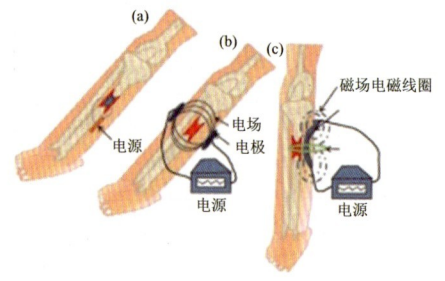

图 9.32　伤口周围电刺激疗法

（五）注意事项

（1）电刺激治疗操作需由物理治疗师及专业卫生技术人员实施。

（2）电流传递形式可为低强度直流电、高压脉冲电流（HVPC）、经皮神经电刺激或者脉冲电磁能。HVPC 为最常用的伤口治疗的电流传递形式，操作者可根据伤口类型选择。

（3）医务人员需明确伤口治疗目标，以选择合适的电刺激治疗方案。

（4）注意器具的正确消毒和清洁，避免交叉感染。

第十章

肠造口的观察与护理

第一节　肠造口相关知识概述

一、定义

肠造口是指出于治疗目的在患者腹壁上做一个人为开口,将一段肠管拉出腹壁外所做的人工回/结肠开口,粪便由此排出体外。

二、分类

从造口位置上可将造口分为结肠造口和回肠造口;从能否还纳的角度可将造口分为临时性造口和永久性造口;从造口的形态上可将造口分为单腔造口、双腔造口和袢式造口。单/双腔造口是指回/结肠连续性完全中断,只将肠管近端在腹壁外开口称为单腔造口(图10.1),肠管近端和远端分别在腹壁外各自开口称为双腔造口。袢式造口是将肠袢提出腹壁外,固定后开口而形成,回/结肠的连续性未中断(图10.2)。袢式造口有两个开口,分别是近端肠道开口和远端肠道开口。

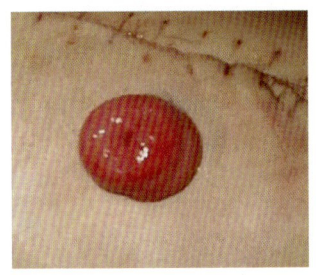

图 10.1　单腔造口

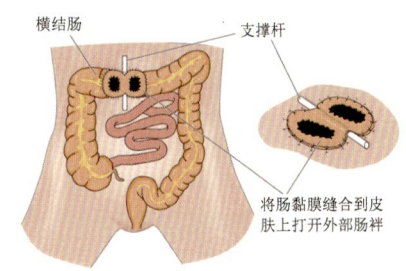

横结肠　　支撑杆

将肠黏膜缝合到皮肤上打开外部肠袢

图 10.2　袢式造口

三、特点

正常造口的颜色为牛肉红色,湿润有光泽,接近于正常人口唇的颜色。术后初期有水肿,约在术后 6 周内逐步消退。造口的理想高度为 1—2 cm,形状为圆形、椭圆形不一,造口周围皮肤与相邻的皮肤表面无异。造口术后的开放时间约为 48—72 h。

回肠造口所排最初为黏稠、黄绿色的黏液和水样便，量为 1500 mL 左右，之后排出量逐渐减少，过渡到褐色、糊状便；结肠造口所排为褐色、糊状便或软便。

第二节　肠造口患者术后护理

一、术后造口的评估内容

术后造口的评估内容如表 10.1 所示。

表 10.1　术后造口的评估内容

评估项目	评估内容
位置	使用专业术语描述，如右上腹、右下腹、左上腹、伤口正中等
模式	单腔造口、双腔造口、袢式造口、分离造口
类型	根据手术记录确认，如结肠造口、回肠造口、泌尿造口
颜色	正常为牛肉红色，有光泽、湿润；初期有水肿（术后 6 周内消退）；颜色苍白提示贫血；暗红色或淡紫色提示缺血；黑色或褐色提示坏死
高度	理想高度为 1—2 cm，过于平坦或回缩易引起刺激性皮炎，过于突出或脱垂会造成佩戴造口袋困难或造口黏膜出血
形状	可记录为圆形、椭圆形、不规则形
大小	圆形造口测量直径，椭圆形测量最窄和最宽点，不规则形可用图形来表示
皮肤黏膜交界处	评估有无缝线松脱、分离、出血、增生等异常情况
袢式造口支撑棒	评估支撑棒有无松脱、移位、压迫黏膜和皮肤
造口周围皮肤	评估是否出现红、肿、破溃、皮疹、水疱等异常情况，判断出现造口周围皮肤并发症的类型
造口功能的恢复	一般于术后 48—72 h 开始排泄；回肠造口所排最初为黏稠、黄绿色的黏液和水样便，量为 1500 mL 左右，之后排出量逐渐减少，过渡到褐色、糊状便；结肠造口所排为褐色、糊状或软便；若排泄物含有血液或术后 5 天仍无排气、排便均为异常

二、更换造口袋流程

更换造口袋流程如图 10.3 所示。

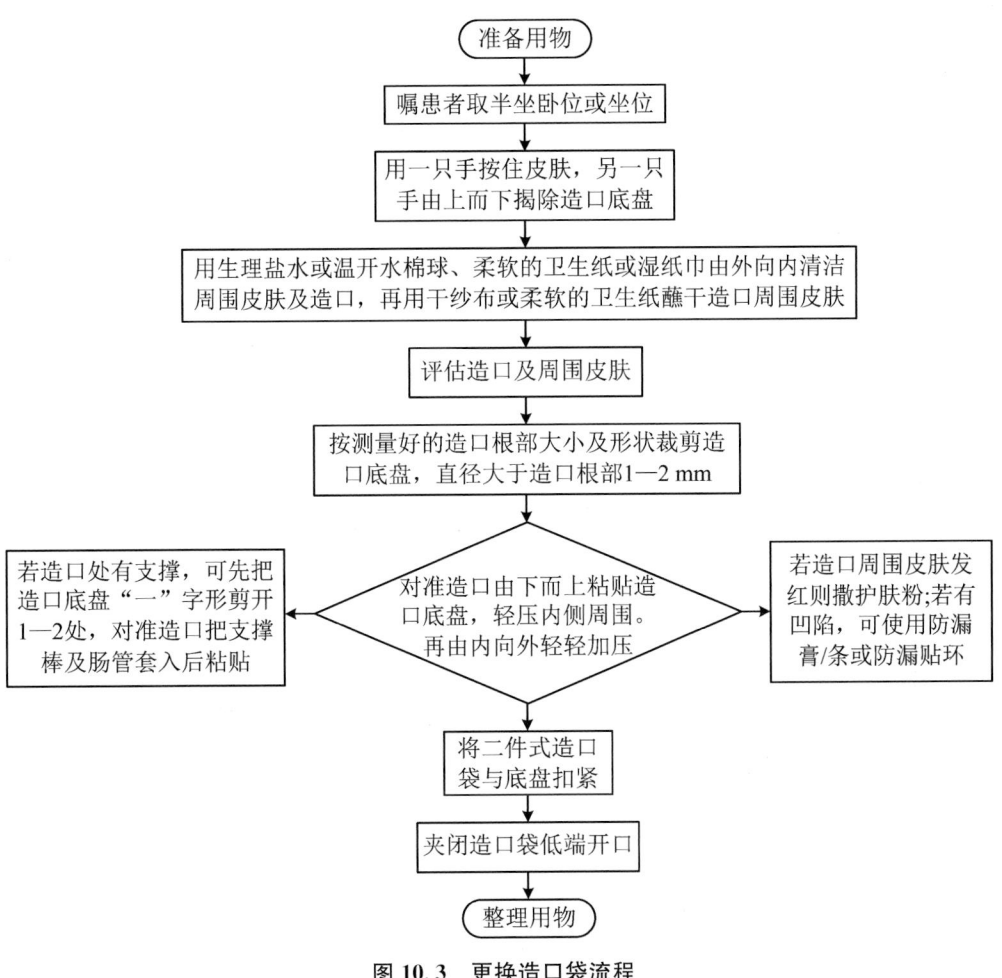

图 10.3　更换造口袋流程

三、心理护理

（1）应评估患者对造口的接受程度。

（2）术后首次让患者观看造口，宜在清洁造口及周围皮肤后。

（3）宜鼓励患者参与造口自我护理，可安排同伴教育。

（4）当患者出现拒绝直视或触摸造口、不愿意参与排泄物的排放、表情淡漠、哭泣等情况时，应报告主管医师。

四、造口护理用品的选择和使用

（1）手术早期宜选用透明、无碳片、开口袋，康复期可选择不透明造口袋。

（2）排泄物稀薄宜选开口袋，排泄物稠宜选开口袋或闭口袋。

（3）视力障碍者宜选透明造口袋，手灵活性差者宜选预开口造口袋。

（4）腹部平坦或膨隆宜选平面底盘，造口回缩宜选凸面底盘加腰带。

（5）造口底盘发白或卷边时，宜尽快更换，在清晨空腹时进行。

（6）造口袋中排泄物达到造口袋的 1/3—1/2 容积时应排放。

第三节　造口及周围并发症的观察及处理

一、造口并发症的护理

造口早期并发症是指发生在术后 30 天内的并发症，包括造口缺血和坏死、造口皮肤黏膜分离、造口回缩、造口出血、造口水肿；造口远期并发症是指术后 30 天后的并发症，包括造口狭窄、造口脱垂、肉芽肿、造口旁疝。

（一）造口出血

多发生在术后 72 h 内。应评估出血（图 10.4）的部位、量、颜色，患者的凝血功能。造口浅表渗血可用湿润的棉球或纱布压迫止血，若压迫无效可撒涂造口护肤粉或使用藻酸盐类敷料按压。非造口肠腔出血可用浸有 1％肾上腺素溶液的纱布、云南白药粉等外敷。出血部位在造口黏膜和皮肤缝线以下，需拆开缝线，钳扎出血点。

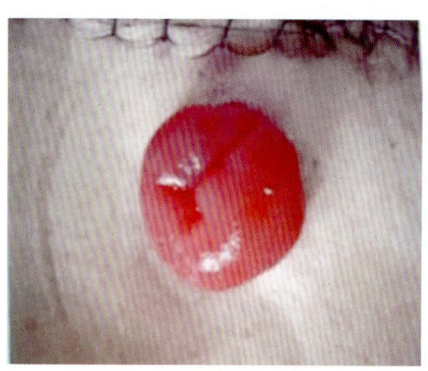

图 10.4　造口出血

（二）造口水肿

应评估水肿（图 10.5）发生的时间、肿胀程度、造口血运及排泄情况等。

黏膜皱褶部分消失的轻度水肿者，剪裁孔径比造口根部大 3—6 mm，卧床休息，并观察水肿消退情况。黏膜皱褶完全消失的重度水肿者，可用 3％高渗盐水或 25％硫酸镁浸湿纱布覆盖在造口黏膜上，每日 3 次。使用腹带不宜过紧，造口不能完全扎在腹带内。

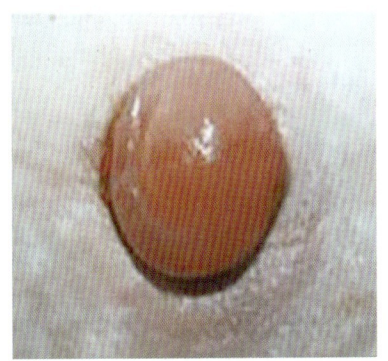

图 10.5　造口水肿

（三）造口缺血和坏死

应评估缺血和坏死（图 10.6）的范围、黏膜颜色等，可使用手电筒通过玻璃试管照射观察黏膜有无红色、透亮的表现。宜选用两件式平面造口底盘、两件式透明造口袋。宜遵医嘱去除造口周围碘仿纱布，或将缺血区域缝线拆除 1—2 针，并观察血运恢复情况。造口局部缺血/坏死范围小于总范围的 2/3 者，可在缺血/坏死黏膜上涂撒造口护肤粉，让坏死黏膜自溶清创。造口黏膜变紫、造口缺血坏死范围达到总范围的 2/3 或完全坏死者应及时报告医师。

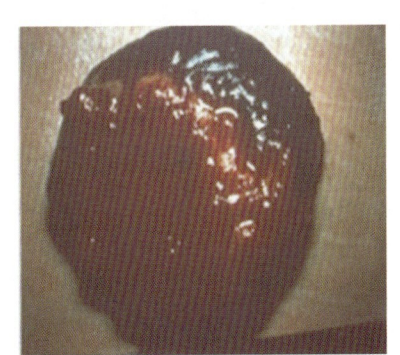

图 10.6　造口缺血和坏死

（四）造口皮肤黏膜分离

应评估分离（图 10.7）的范围、大小、深度、渗液量、基底组织情况及有无潜行，评估造口高度。浅层分离，擦干创面后用造口护肤粉喷撒局部；深层分离，宜去除黄色腐肉和坏死组织，可用藻酸盐敷料充填伤口（图 10.8）。合并感染时，宜使用抗菌敷料。分离较深或合并造口回缩者，可使用凸面底盘并佩戴造口腰带或造口腹带固定。皮肤黏膜分离处愈合后，指导患者定期扩肛，预防造口狭窄。

147

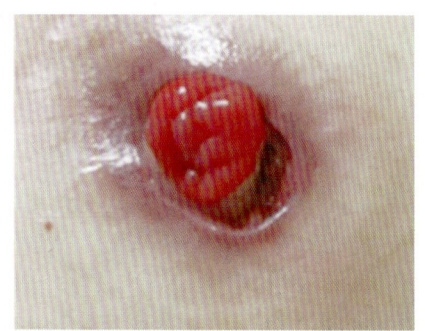

图 10.7　造口皮肤黏膜分离

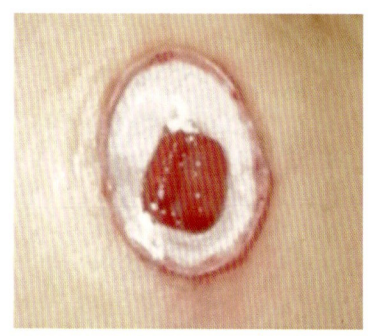

图 10.8　藻酸盐敷料充填造口周围

（五）造口回缩

应评估回缩(图 10.9)的程度、周围皮肤的浸渍情况。可使用凸面底盘并佩戴造口腰带或造口腹带固定,凹陷处用防漏膏/条填平(图 10.10)。伴有刺激性皮炎者,可使用造口粉和皮肤保护膜保护皮肤。造口回缩至腹腔内,应立即手术,重建造口。

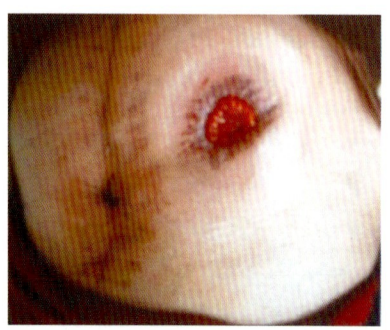

图 10.9　造口回缩

148

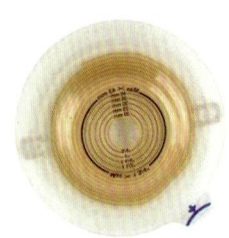
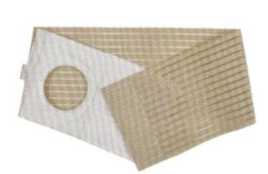
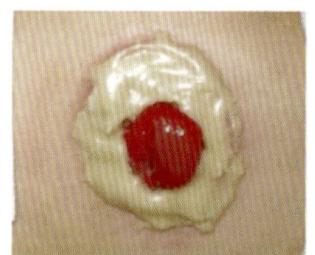

图 10.10　凸面底盘 ＋造口腰带 ＋ 防漏膏填平造口凹陷处

（六）造口狭窄

应评估狭窄(图 10.11)的表现及排便困难的程度。若患者食指难以伸入造口,应指导患者减少不溶性纤维摄入,增加液体摄入量,可使用粪便软化剂或暂时性使用手指扩肛(图 10.12)。小指无法伸入造口或有肠梗阻症状时,建议手术治疗。

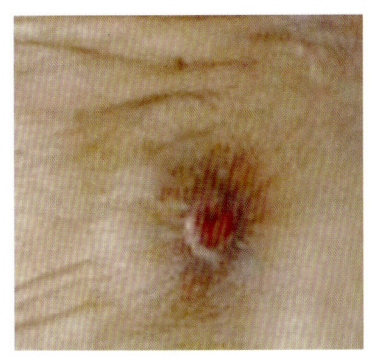

图 10.11 造口狭窄

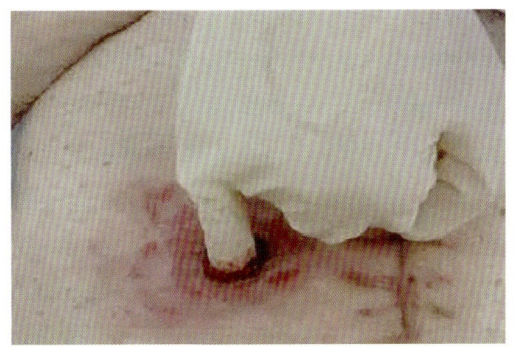

图 10.12 手指扩肛

(七) 造口脱垂

应评估造口种类以及肠管脱垂(图 10.13)程度、长度、套叠、水肿、出血、嵌顿等情况。宜选择一件式造口袋,造口底盘的裁剪以突出肠管的最大直径为准。宜在患者平卧且造口回纳后更换造口袋。自行回纳困难者,宜手法回纳;伴水肿时,待水肿消退后回纳。回纳后均宜使用无孔腹带包扎。袢式造口远端脱垂可使用奶嘴固定于造口底盘上,塞住造口远端。脱垂伴缺血坏死或不能手法回纳者,应嘱患者平卧并报告医师。

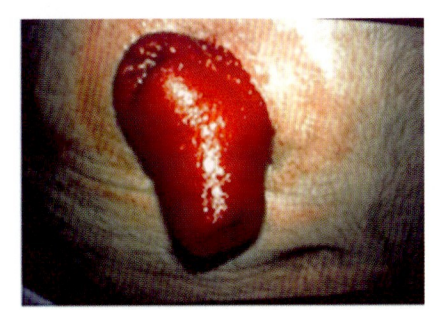

图 10.13 造口脱垂

149

(八) 造口旁疝

应评估平卧时造口旁疝(图 10.14)是否可还纳、有无肠梗阻症状、可扪及的造口旁缺损大小。避免引起腹内压增高的动作,可使用造口腹带包扎。禁止造口灌洗,谨慎使用两件式造口袋,造口底盘应柔软。造口颜色变暗或持续疼痛,无气体、粪便从造口排出,患者出现肠梗阻症状,突入疝环的肠管发生嵌顿时,应报告医师。

二、造口周围皮肤损伤的护理

(一) 潮湿相关性皮肤损伤

可使用无刺激皮肤保护膜、造口护肤粉或水胶体、泡沫敷料,必要时涂抹防漏膏/条或防漏贴环等,选用两件式凸面底盘配透明造口袋(图 10.15)。

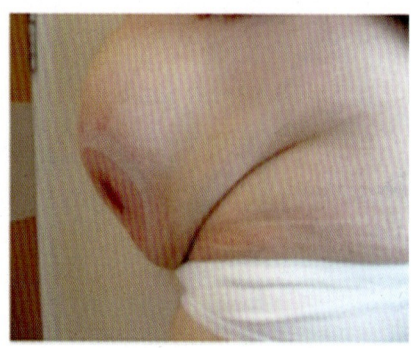 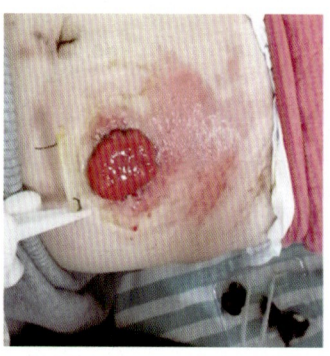

图 10.14　造口旁疝　　　　图 10.15　潮湿相关性皮肤损伤

(二) 过敏性接触性皮炎

应停止使用含过敏源的造口护理用品,采用皮肤保护膜保护皮肤,遵医嘱局部使用抗过敏药物,保留 10 min 后洗净,擦干贴造口袋。渗液明显可先贴水胶体再贴底盘(图 10.16)。

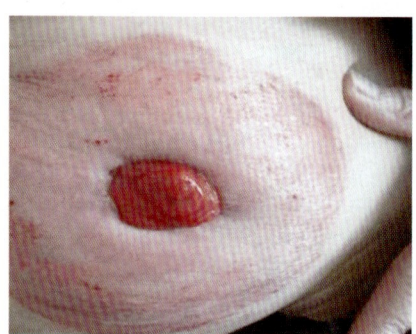

图 10.16　过敏性接触性皮炎

(三) 机械性皮肤损伤

可根据情况使用伤口敷料;黏胶相关性皮肤损伤可使用黏胶去除剂撕除底盘,选择无胶带封边的造口底盘,压力性损伤应去除压力源(图 10.17)。

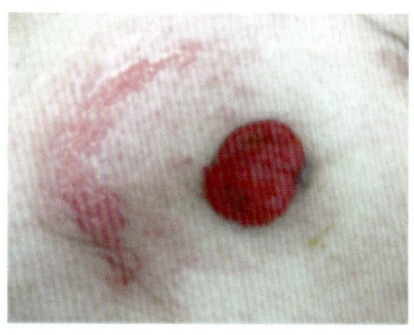

图 10.17　机械性皮肤损伤

（四）造口周围肉芽肿

应评估肉芽肿（图10.18）的大小、部位、数量、软硬度、出血情况等，首次处理肉芽肿时应留标本送病理检查。较小肉芽肿，可消毒后使用钳夹法去除，局部喷撒造口护肤粉并压迫止血。较大肉芽肿，可用硝酸银棒分次点灼，一般每3天一次，直至完全消退。

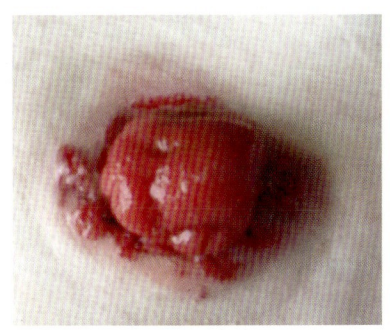

图10.18　造口周围肉芽肿

（五）造口周围毛囊炎

应评估造口周围毛囊炎（图10.19）的表现，遵医嘱进行细菌培养以明确感染类型，根据细菌培养结果进行药物治疗。可使用抗菌皮肤清洗剂清洗造口周围皮肤，毛发稠密者及时剃除。局部可用0.9%生理盐水清洗后外涂抗生素软膏或粉末。有脓肿者，可配合医师切开排脓后使用抗菌敷料加水胶体敷料，再粘贴造口袋。

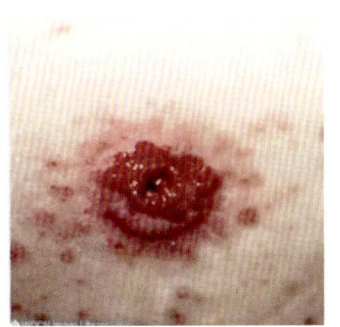

图10.19　造口周围毛囊炎

附　　录

附录一　Braden 压力性损伤风险评估表

评分 因素	1分	2分	3分	4分
感觉	**完全受限**	**部分受限**	**轻微受限**	**无损害**
对压迫相关的不适感受能力	由于意识水平下降或用镇静药后或体表大部分痛觉能力受限所致对疼痛刺激无反应	对疼痛有反应,但只能用呻吟、烦躁不安表示,不能用语言表达不舒适或痛觉能力受损面积大于1/2体表面积	对指令性语言有反应,但不能总是用语言表达,或有 1—2 个肢体感受疼痛或不舒适的能力受损	对指令性语言有反应,无感觉受损
潮湿	**持续潮湿**	**非常潮湿**	**偶尔潮湿**	**罕见潮湿**
皮肤暴露于潮湿的程度	因汗液、尿液等,皮肤总呈潮湿状。每次更换体位/翻身时均能观察到潮湿	皮肤频繁受潮,床单至少每班更换一次	皮肤偶尔潮湿,要求额外更换床单大约每日一次	皮肤通常是干的,床单按常规时间更换
活动能力	**卧床**	**坐椅子**	**偶尔步行**	**经常步行**
身体活动程度	被限制在床上	步行活动严重受限或不能步行活动,不能耐受自身的体重或必须借助椅子或轮椅活动	白天偶尔步行但距离非常短,需借助辅助设施或独立行走,大部分时间在床上或椅子上	在白天清醒时室外步行每日至少 2 次,室内步行至少每 2 h 一次

评分\因素	1分	2分	3分	4分
移动能力	完全受限	部分受限	轻微受限	不受限
改变或控制体位的能力	在没有人帮助的情况下,患者完全不能改变身体或四肢的位置	偶尔能轻微改变身体或四肢的位置,但不能经常改变或独立地改变体位	尽管只是轻微改变身体或四肢位置,但可经常移动且独立进行	可独立进行主要的体位改变,且经常随意改变
营养	非常差	可能不足	充足	良好
通常摄食状况	从未吃过完整的一餐;每餐所吃食物量大于1/3所供食物量罕见;每天吃两餐,而且缺少蛋白质(肉或奶制品);摄取水分较少或未将汤类列入食谱作为日常补充;禁食或一直喝清流质或静脉输液大于5天	罕见吃完一餐;一般仅吃所供食物量的1/2;蛋白质来源仅是每日3餐中的肉或奶制品;偶尔加餐或接受较少量的流质软食或鼻饲饮食	大多数时间所吃食物量大于1/2所供食物量;每日吃4餐含肉或奶制品的食物;偶尔少吃一餐,但常常会加餐;在鼻饲或TPN期间能满足大部分营养需求	每餐均能吃完或基本吃完;从不少吃一餐;每日吃4餐或更多餐含肉类或奶制品的食物;不要求加餐
摩擦力和剪切力	存在风险	潜在风险	不存在风险	/
	需要协助才能移动患者;移动患者时皮肤与床单表面没有完全托起会发生摩擦;患者坐在床上或椅子上时经常向下滑动;肌肉痉挛,收缩或躁动不安时会产生持续的摩擦力	很费力地移动患者会增加摩擦;在移动患者期间,皮肤可能有某种程度上的滑动去抵抗床单、椅子、约束带或其他装置所产生的阻力;在床上或椅子上大部分时间能保持良好的体位,但偶尔向下滑动	在床上或椅子上能够独立移动;移动期间有足够的肌力以完全抬举身体及肢体;在床上和椅子上都能保持良好的体位	/

附录二　Waterlow 压力性损伤风险评估量表

体重指数（BMI）		皮肤类型		性别和年龄		营养筛查（MST）总分＞2 分应给予营养评估/干预	
中等（BMI 为 20—24.9）	0	健康	0	男	1 分	是否存在体重减轻？	
		薄	1 分	女	2 分	是→B　否→C　不确定→C（记 2 分）	
超过中等（BMI 为 25—29.9）	1 分	干燥	1 分	14—49 岁	1 分	B 体重减轻程度（分）	C:是否进食很差或缺乏食欲？（分）
		水肿	1 分	50—64 岁	2 分	0.5—5 kg=1 分	
肥胖（BMI＞30）	2 分	潮湿	1 分	65—74 岁	3 分	5—10 kg=2 分 10—15 kg=3 分	否=0
低于中等（BMI＜20）	3 分	颜色差	2 分	75—80 岁	4 分	＞15 kg=4 分	是=1 分
		裂开/红斑	3 分	81 岁	5 分	不确定=2 分	
失禁情况		**运动能力**		**组织营养不良**		**神经功能障碍**	
		完全	0	恶液质	8 分		
完全控制	0	烦躁不安	1 分	多器官衰竭	8 分	糖尿病/多发性硬化症	4—6 分
偶失禁	1 分	冷漠的	2 分	单器官衰竭	5 分	心脑血管疾病/感觉受限	4—6 分
小便或大便失禁	2 分	限制的	3 分	外周血管病	5 分		
大小便失禁	3 分	迟钝	4 分	贫血（Hb＜8）	2 分	半身不遂/截瘫	4—6 分
		固定	5 分	吸烟	1 分		
评分结果： 总分＞10 分:危险 总分＞15 分:高度危险 总分＞20 分:非常危险				大剂量类固醇/细胞毒性药/抗菌素		4 分	
				外科/腰以下/脊椎手术		5 分	
				手术时间＞2 h		5 分	
				手术时间＞6 h		8 分	

附录三　Norton 压力性损伤风险评估量表

分值	一般状态	神志状态	活动	行走	大小便失禁
4 分	良好	清醒	自理	完全自如	无
3 分	一般	嗜睡	协助行走	少许限制	有时失禁
2 分	差	模糊	卧床可活动	非常限制	经常失禁
1 分	非常差	昏迷	卧床不可活动	不能行走	大小便失禁

注：分值越小，发生压力性损伤的危险越大，评分范围为 5—20 分，评分≤12 分为高危状态。

附录四　Cubbin & Jackson 压力性损伤风险评估量表

评分项目	1分	2分	3分	4分	得分
年龄(岁)	>70	56—70	40—55	<40	
体质量	肥胖或恶病质伴水肿	恶病质	肥胖	标准体质量	
皮肤情况	坏死/渗出	擦伤/磨破/剥脱	皮肤发红	完整	
精神状态	昏迷/无应答/无目的性动作	淡漠/镇静但有应答	激动/焦虑/意识模糊	清醒且警觉	
活动能力	丧失活动能力/卧床	活动严重受限/坐轮椅	少许帮助下可步行	可自主活动	
强心剂	使用强心剂仍危重	使用强心剂后生命体征不稳定	使用强心剂后生命体征稳定	未使用强心剂维持生命体征稳定	
自主呼吸	静思或活动时气喘	机械通气	持续正压通气/使用 T-piece 呼吸器	自主呼吸	
营养	单纯静脉输液	胃肠外营养	易消化饮食/口服液体/肠内营养	普食＋流质	
失禁情况	尿失禁＋大便失禁	大便失禁	尿失禁	无失禁	
个人卫生	完全依赖他人	需要很大帮助	少许帮助下能保持个人卫生	有能力保持个人卫生	

注:共10项内容,均为4分制,总分10—40分,总分低于29分为压疮高危患者,低于24分为不可避免压疮患者。

附录五　失禁性皮炎(IAD)评估工具

1. 会阴评估工具

评估项目	赋　分		
	1分	2分	3分
刺激物类型	成型的粪便或尿液	软便混合或未混合尿液	水样便或尿液
刺激时间	床单/尿布更换,Q8 h	床单/尿布更换,Q4 h	床单/尿布更换,Q2 h
会阴皮肤状况	皮肤干净、完整	红斑、皮肤合并或不合并念珠菌感染	皮肤脱落、糜烂合并或不合并皮炎
影响因素:低蛋白、感染、鼻饲营养或其他	0—1 个影响因素	2 个影响因素	3 个以上影响因素

2. 皮肤状况评估工具(SAT)

评估项目	赋　分				
	0	1分	2分	3分	4分
皮肤破损范围	无	小范围(小于20 cm²)	中等范围(20—50 cm²)	大范围(大于50 cm²)	
皮肤发红	无发红	轻度发红(斑点外观不均匀)	中度发红(严重点状,但外观不均匀)	严重发红	
糜烂深度	无	轻度糜烂,只侵犯表皮	轻度糜烂侵犯,表皮及真皮,伴或不伴有少量渗液	表皮严重糜烂,中度侵犯到真皮层(少量或无渗出)	表皮及真皮严重糜烂,合并中等量渗出

157

附录六　瓦格纳(Wagner)肢端血管伤口分级系统

分级	临床表现
0 级	有发生足溃疡危险因素,目前无溃疡
1 级	表面溃疡,临床上无感染
2 级	较深的溃疡,常合并软组织炎,无脓肿或骨的感染
3 级	深度感染,伴有骨组织病变或脓肿
4 级	局限性坏疽(趾、足跟或前足背)
5 级	全足坏疽

附录七　皮肤撕裂伤分级

1. Payne&Martin 分级

	a	b
1级	线性表皮真皮撕裂	表皮瓣完全覆盖,或真皮暴露<1 mm
2级	表皮瓣脱落≤25%	表皮瓣脱落≥25%
3级	全部组织缺损	

2. STAR 分级

	a(不变色)	b(变色)
1级	可复位,不变色	可复位,变色
2级	不可复位,不变色	不可复位,变色
3级	皮瓣完全消失	

参 考 文 献

[1] WILCZWESKI P, GRIMM D, GIANAKIS A, et al. Risk factors associated with pressure. ulcer development in critically Ill traumatic spinal cord Injury patients[J]. Journal of Trauma Nursing the Official Journal of the Society of Trauma Nurses, 2012, 19(1):5-10.

[2] COX J, ROCHE S. Vasopressors and development of pressure ulcers in adult critical care patients[J]. Am J Crit Care, 2015, 24(6):501-510.

[3] MANZANO F, NAVARRO M, ROLDAN D, et al. Pressure ulcer incidenceand risk factors in ventilated intensive care patients[J]. Am J Crit Care, 2010, 25(3):469-476.

[4] BLY D, SCHALLOM M, SONA C, et al. A model of pressure, oxygenation, and perfusion risk factors for pressure ulcers in the intensivecare unit[J], Am J Crit Care, 2016, 25(2):156-164.

[5] ELLIOTT R, MCKINGLEY S, FOX V. Quality improvement program to reduce the prevalence of pressure ulcers in an intensive care unit[J]. Am J Crit Care, 2008, 17(4):328-334.

[6] BLISS M R. Etiology of pressure sores[J]. Rev Clinic Gerontology, 1993(3):379-397.

[7] KNIGHTON D R, SILVER I A, HUNT T K. Regulation of wound-healing angiogenesis-effect of oxygen gradients and inspired oxygen concentration[J]. Surgery, 1981, 90(2):262-270.

[8] RAO A D, PRESTON A M, STRAUSS R, et al. Risk factors associated with pressure ulcer formation in critically ill cardiac surgery patients[J]. J Wound Ostomy Continence Nurs, 2016, 43(3):242-247.

[9] BERLOWITZ D. Incidence and prevalence of pressure ulcers[M]. Totowa: Humana Press, 2014.

[10] KEELAGHAN E, MARGOLIS D, ZHAN M, et al. Prevalence of pressure ulcers on hospital admission among nuring home residents transferred to the hospital[J]. Wound Reair Regen, 2008 (16):331-336.

[11] SEONGSOOK R N J, IHNSOOK R N J, YOUNGHEE R N L. Validity of pressure ulcer risk. assessment scales: Cubbin and Jackson, Braden, and Douglas scale[J]. J Nurs Stud, 2004, 41(2): 199-204.

[12] MALLAH Z, NASSAR N, KURDAHI BADR L. The effectiveness of a pressure ulcer intervention program on the prevalence of hospital acquired pressure ulcers: controlled before and after study[J]. Applied Nursing Research, 2015, 28(2):106-113.

[13] COX J. Predictors of pressure ulcers in adult critical care patients[J]. Am J Crit Care, 2011, 20(5): 364-375.

[14] KIRCHHOF M G, MILISZEWSKI M A, Sikora S, et al. Retrospective review of Stevens-Johnson syndrome/toxic epidermal necrolysis treatment comparing intravenous immunoglobulin with cyclosporine[J]. J Am Acad of Dermatol, 2014, 71(5):941-947.

[15] MC NICHOL L, LUND C, ROSEN T, et al. Medical adhesives and patient safety: state of the science: consensus statements for the assessment, prevention, and treatment of adhesive-related skin injuries [J]. J Wound Ostomy Continence Nurs, 2013, 40(4): 365-380.

[16] MCNICHOL, LUND, ROSEN, et al. Medical adhesive and patient safety: state of the scinence:

consensus atatements for the assement, for the assessment, prevention, and treatment of adhensive-related skin injuries [J]. Orthop Nurs, 2013, 32(5): 367-281.

[17] JANNIGER C K, SCHWARTZ R A, Szepietowski J C, et al. Intertrigo and common secondary skin infections[J]. Am Fam Physician, 2005, 72(5): 833—838.

[18] KOTTNER J, EVE RINK I, VAN HAASTREGT J, et al. Prevalence of intertrigo and associated factors: a secondary data analysis of four annual multicentre prevalence studies in the Netherlands[J]. J Nurs Stud, 2020(104): 103437.

[19] AMOLD-LONG M, JOHNSON E. Epidemiology of in continence-associated dermatitis and imertriginous dermatitis(intertri-go) in an acute care facility[J]. J Wound Ostomy Continence Nurs, 2019, 46(3): 201-206.

[20] MUGITA Y, MINEMATSU T, NAKAGAMI G, et al. Influence of digestive enzymes on development of incontinence-associated dermatitis: inner tissue damage and skin barrier impairment caused by "pidolytic enzymes and proteases in rat macerated skin[J]. Int Wound J, 2018, 15(4): 623-632.

[21] ATKIN L, Barrett S, CHADWICK P. Evaluation of a supera bsorbent wound dressing, patient and c linician perspec tive: a case series[J]. J Wound Care, 2020, 29(3): 174— 182.

[22] GRAY M, BEECKMAN D, BLISS D. Incontinence associated dermatitis: a comprehensive review and update[J]. J Wound Ostomy Continence Nurs, 2012, 39(1): 61-74.

[23] GRAY M. Optimal management of incontinence-associated dermatitis in the elderly[J]. Am J Clin Dermatol, 2010, 11(3): 201-210.

[24] BEEEKMAN D, SCHOONHOVEN L, VERHAEGHE S, et al. Prevention and treatment of neontinence associated dermatitis: literature review [J]. J Adv Nurs, 2009, 65(6): 1141-1154.

[25] BIRK S. Millions saved with purchasing coalition[J]. Mater Manag Health Care, 2009, 18(3): 26-28.

[26] BLACK J M, GRAY M, BLISS D Z, et al. MASD part2: incontinence-associated dermatitis and intertriginous dermatitis: a coflsensns[J]. J Wound Ostomy Continence Nurs, 2011, 38(4): 359-370.

[27] BIANEHI J. Causes and strategies for moisture lesionsf [J]. Nurs Times, 2012, 108(5): 20-22.

[28] HAS CRISTINA H, HE Y H. Renal-skin syndromes[J]. Cell and Tissue Research, 2017, 369(1): 63-73.

[29] MUHAMMAD A, GHAZALA B, SHAISTA G, et al. Factors affecting dermatological manifestations in patients with end stage renal disease[J]. Journal of the College of Physicians and Surgeons, 2018, 28(2): 98-102.

[30] JUNKIN J, SELEKOF J L. Beyond "diaper rash": incontinence-associated dermatitis: does it have you seeing red? [J]. Nursing, 2008, 38(11): 1-10.

[31] Hu X M, SANG Y, Yang M, et al. Prevalence of chronic kidney disease-associated pruritus among adult dialysis patients: a meta-analysis of cross-sectional studies[J]. Medicine, 2018, 97(21): e10633.

[32] KELLER B P, WILLE J, VAN RAMSHORST B, et al. Pressure ulcers in intensive care patients: a review of risks and prevention [J]. Intensive Care Med, 2002, 28(10): 1379-1388.

[33] ZHAO J, ZHANG L X, ZHONG Y L, et al. A 10-year prevalence survey and clinical features analysis of pressure injury in a tertiary hospital in China, 2009—2018[J]. Adv Skin Wound Care, 2021(34): 150-156.

[34] ROCKVILLE M D. 2013 annual hospital-acquired condition rate and estimates of cost savings and deaths averted from 2010 to 2013[Z]. Agency for Healthcare Research and Quality (AHRQ), 2015.

［35］ LYDER C H,WANG Y,METERSKY M,et al. HospitalAcquired Pressure Ulcers:results from the national medicare patient safety monitoring system study［J］. Am Geriatr Soc,2012,60（9）:1603-1608.

［36］ PADULA W V,DELARMENTE B A. The national cost of hospital-acquired pressure injuries in the United States［J］. Int Wound J,2019,16(3):634-640.

［37］ DEALEY C,POSNETT J,WALKER A. The cost of pressure ulcers in the United Kingdom［J］. J Wound Care,2012,21(6):261-262,264,266.

［38］ JACKSON T,NGHIEM H S,ROWELL D,et al. Marginal costs of hospital-acquired conditions:information for priority-setting for patient safety programmes and research［J］. Health Serv Res Policy 2011(16):141-146.

［39］ SUKUMAR S,ROGHMANN F,TRINH V Q,et al. National trends in hospital-acquired preventable adverse events after major cancer surgery in the USA［J］. BMJ Open,2013,26(6):1136.

［40］ SULLIVAN N,KAREN M,SCHOELLES M D. Preventing infacility pressure ulcers as a patient safety strategy:a systematic review［J］. Ann Intern Med,2013,158(5):410-416.

［41］ LUPE L,ZAMBRANA D,COOPER L. Prevention of hospital-acquired preesure ulcers in the operating room and beyond:a successful monitoring and intervention strategy program［J］. Int Anesthe Clin,2013,51(1):128-146.

［42］ ALEXANDER S. Malignant fungating wounds:key symptoms and psychosocial issues［J］. J Wound Care,2009(18):325-329.

［43］ TILLEY C,LIPSON J,RAMOS M. Palliative wound care for malignant fungating wounds:holistic considerations at end-of-life［J］. Nurs Clin North Am,2016(51):513-531.

［44］ KALEMIKERAKIS J,VARDAKI Z,FOUKA G,et al. Comparison of foam dressings with silver versus foam dressings without silver in the care of malodorous malignant fungating wounds［J］. J BUON,2012,17(3):560-564.

［45］ TSICHLAKIDOU A,GOVINA O,VASILOPOULOS G,et al. Intervention for symptom management in patients with malignant fungating woundsa systematic review［J］. J BUON, 2019, 24 (3):1301-1308.

［46］ DOWSETT C. Malignant fungating wounds:assessment and management［J］. Br J Community Nurs,2002,7(8):394-400.

［47］ ALEXANDER S. Malignant fungating wounds:epidemiology,aetiology,presentation and assessment ［J］. J Wound Care,2009,18(7):273-280.

［48］ NEUMANN H A M,CORNU THÉNARD A,JÜNGER M,et al. Evidence-based(S3) guidelines for diagnostics and treatment of venous leg ulcers［J］. J Eur Acad Dermatol Venereol,2017,31(9):386.

［49］ BEECKMAN D. Incontinence-associated dermatitis:moving prevention forward［J］. Int Wound J,2015.

［50］ EUROPEAN PRESSURE ULCER ADVISORY PANEL,NATIONAL PRESSURE INJURY ADVISORY PANEL,PAN PACIFIC PRESSURE INJURY ALLIANCE. Prevention and treatment of pressure ulcers/injuries:clinical practice guideline［S］. EPUAP,NPIAP,PPPIA,2019.

［51］ REAPER S,GREEN C,GUPTA S,et al. Inter-rater reliability of the reaper oral mucosa pressure injury scale (ROMPIS):a novel scale for the assessment of the severity of pressureinjuries to the mouth and oral mucosa［J］. Aust Crit Care,2017,30(3):167-171.

[52] KERBY J D，GRIFFIN R L，MAC LENNAN P，et al. Stress-induced hyperglycemia，not diabetic hyperglycemia，is associated with higher mortality in trauma［J］. Ann Surg，2012，256（3）：446-452.

[53] 邓小红,王乔凤,李明珂,等.ICU 住院患者发生院内获得性压疮的危险因素分析[J].中国护理管理, 2016,16(6):836-839.

[54] 姜丽萍,张龙,陈丽莉,等.应用 Braden 量表联合近红外光谱仪评估 ICU 患者压疮发生的研究[J].中华护理杂志,2014,49(8):901-904.

[55] 张慧,绳宇,周瑛,等.ICU 患者压疮发生危险因素分析[J].中国护理管理,2014,14(7):690-693.

[56] 朱凌雅,郭松雪,吴攀,等.创面温度与创面愈合的关系研究进展[J].中华烧伤杂志,2018,34(11):829-832.

[57] 樊华.中文版 COMHON 压力性损伤评估量表在 ICU 患者中的应用研究[D].合肥:安徽医科大学,2018.

[58] 郭光华,谢闪亮.进一步重视老年 PI 的综合防治[J].中华损伤与修复杂志:电子版,2018,13(1):8-12.

[59] 王克娇,初静,王颖.1 例老年重症大疱性表皮松解坏死型药疹患者的护理［J］.护理实践与研究, 2016,13(21):153-154.

[60] 师正燕,李晓玲,唐孟言,等.医用黏胶相关性皮肤损伤的研究进展[J].中华现代护理杂志,2019,25(32):4255-4258.

[61] 吕娟,张雪梅,杨璐,等.老年患者发生医用黏胶相关性皮肤损伤的相关因素分析[J].华西医学, 2016,31(5):1104-1106.

[62] 李媛,杨益群.医用黏胶相关性皮肤损伤影响因素的系统评价[J].护士进修杂志,2020,35（22）:2081-2085.

[63] 林素兰,赖丽君,吴兰华,等.乳腺癌患者 PICC 置入部位医用黏胶相关性皮肤损伤发生率及其影响因素[J].护理研究,2018,32(5):806-809.

[64] 何娇波,尹志勤,钟小华.临床护士预防医用黏胶相关性皮肤损伤知信行现状与影响因素分析[J].护士进修杂志,2017,32(17):1544-1551.

[65] 倪春燕,田俊,刘燕燕.改良大便引流装置在 ICU 大便失禁患者中的应用效果观察[J].护士进修杂志,2015,30(18):1700-1702.

[66] 龚如锦.肛塞卫生棉条对 ICU 腹泻患者失禁性皮炎的发生及严重度的影响[J].当代护士,2016(1):106-107.

[67] 李飞,富燕萍.藻酸盐联合水胶体敷料用于重度失禁性皮炎效的效果观察[J].当代护士,2016(5):109-110.

[68] 王晶.关于蜱咬伤后患者的皮损情况观察［J］.中国医药指南,2013(35):132-133.

[69] 赵领超,李润兰.血浆置换联合 CRRT 治疗蜱虫咬伤合并 MODS 的循证护理与观察[C]//中华医学会.中华医学会第 10 次全国重症医学大会论文集.北京:中华医学会,2016:1034-1035.

[70] 中华人民共和国卫生部.发热伴血小板减少综合征防治指南:2010 版[J].中华临床感染病杂志, 2011,4(4):193-194.

[71] 王彦,杨秀莉,王钰君.血液透析患者皮肤瘙痒相关因素分析[J].中国麻风皮肤病杂志,2012,28(2):84-87.

[72] 朱影,周莉,陈林,等.从青紫、干性坏疽到肢端截除的一例报告:关注维持性血液透析患者的皮肤钙化防御[J].临床肾脏病杂志,2021,21(4):350-352.

[73] 吴晓蓉,夏文艳.COPD 危重症患者应用无创正压通气压疮的护理[J].护理实践与研究,2012,9(10):104-106.

[74] 王玲.老年慢性呼吸系统疾病并心功能不全患者皮肤的护理体会[J].中国实用医药,2019,14(31):147-148.

[75] 高浪丽,冯先琼,郑玉霞.老年 COPD 患者在 BIPAP 通气治疗过程中的常见问题及护理对策[J].华西医学,2007,22(2):393-395.

[76] 蒲丽辉,胡秀英,刘祚燕.老年患者压疮风险现状调查与影响因素分析[J].中国护理管理,2015(5):540-543,544.

[77] 蒋琪霞,管晓萍,苏纯音,等.综合性医院压疮现患率多中心联合调研[J].中国护理管理,2013,13(1):26-30.

[78] 蔡景英,周曼,代贵凤,等.慢性难愈合创面住院患者回顾性调查[J].中华烧伤杂志,2011(2):135-138.

[79] 纪心刚.髂股静脉成形联合泡沫硬化剂栓塞术治疗下肢静脉性溃疡的早期疗效[J].中华临床医师杂志,2016,10(22):3355-3359.

[80] 张言,李静.Scdtm Express 压力系统治疗在加速康复外科术后应用的必要性[J].国际护理学杂志,2017,36(22):3076-3078.

[81] 赵渝,王学虎.下肢静脉性溃疡的诊治进展[J].临床外科杂志,2016,24(8):589-591.

[82] 刘芯君,李情洁,游进会,等.四层绷带包扎促进下肢静脉性溃疡愈合及压力维持的效果评价[J].护理学杂志,2016(1):57-58.

[83] 王泠,胡爱玲.伤口造口失禁专科护理[M].北京:人民卫生出版社,2018.

[84] 李乐之,路潜.外科护理学[M].北京:人民卫生出版社,2012.

[85] 中华医学会外科学分会血管外科血组.下肢动脉硬化闭塞症诊治指南[J].中华医学杂志,2015,95(24):1883-1896.

[86] 王军晓.1 例动脉粥样硬化性闭塞症致下肢干性坏疽患者的护理[J].实用医药杂志,2013,30(8):746-747.

[87] 景在平,李海燕,莫伟.血管疾病临床护理案例分析[M].上海:复旦大学出版社,2019.

[88] 中华医学会心血管病学分会肺血管病学组.急性肺栓塞诊断与治疗专家共识:2015[J].中华心血管杂志,2016,44(3):197-211.

[89] 王深明.血管外科学[M].北京:人民卫生出版社,2012.

[90] 乔安花,沈谢冬,刘晓涵,等.静脉血栓栓塞症的临床特点及危险因素分析[J].护理研究,2015,29(10):3672-3673.

[91] 景在平,李海燕,莫伟.血管疾病临床护理案例分析[M].上海.复旦大学出版社,2019.

[92] 李孝成,潘光栋.导管溶栓治疗急性下肢缺血 30 例[J].放射学杂志,2018,4(3):25.

[93] 张小鹏,周晏仪.急性下肢缺血的诊疗现状[J].心肺血管病杂志,2019,8(26):904-907.

[94] 徐连彬,梁家立,陈世鑫,等.急性 A 型主动脉夹层合并下肢缺血致截肢 1 例的治疗体会[J].心肺血管病杂志,2018(8).

[95] 李晶,李桂香.溶栓联合腔内介入治疗下肢缺血的护理体会[J].中国医药导刊,2016(3).

[96] 李佳佳.预见性护理在创伤性截肢临床护理中的应用[J].甘肃医药,2018,37(10).

[97] 裘华德,宋九宏.负压封闭引流技术[M].北京:人民卫生出版社,2011.

[98] 贾静,徐晶晶,仇晓溪.住院患者失禁性皮炎患病率和预防现状的调查研究[J].中国护理管理[J].2014,14(11):1207-1210.

［99］ 王泠,郑小伟,马蕊,等.国内外失禁相关性皮炎护理实践专家共识解读［J］.中国护理管理,2018,18(1):3-6.

［100］ 陈丽娟,孙林利,刘丽红,等.2019 版《压疮／压力性损伤的预防和治疗:临床实践指南》解读［J］.护理学杂志,2020,35(13):41-51.

［101］ 王泠,胡爱玲.伤口造口失禁专科护理［M］.北京:人民卫生出版社,2018.

［102］ 中华护理学会.成人肠造口护理:T/CNAS07—2019［S］.2019.